O ENCONTRO

Alcio Braz

O ENCONTRO
Vida, morte, luto, regeneração

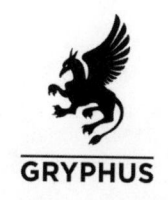

GRYPHUS

Rio de Janeiro, 2023

© Alcio Braz

Revisão
Vera Villar

Diagramação
Rejane Megale

Capa
Carmen Torras (www. gabinetedeartes.com.br)

Adequado ao novo acordo ortográfico da língua portuguesa

CIP-BRASIL. CATALOGAÇÃO-NA-FONTE
SINDICATO NACIONAL DOS EDITORES DE LIVROS, RJ
....
B839e

Braz, Alcio, 1956-
  O encontro : vida, morte, luto, regeneração / Alcio Braz. - 1. ed. - Rio de Janeiro : Gryphus, 2023.
  228 p. ; 21 cm.

  ISBN 978-65-86061-66-6

  1. Braz, Alcio, 1956-. 2. Esposas - Morte. 3. Perda (Psicologia). 5. Luto - Aspectos psicológicos. I. Título.

23-85725
CDD: 155.937
CDU: 159.942:393.7
....
GRYPHUS EDITORA
Rua Major Rubens Vaz 456 — Gávea — 22470-070
Rio de Janeiro — RJ — Tel.: (0XX21) 2533-2508 / 2533-0952
www.gryphus.com.br — e-mail: gryphus@gryphus.com.br

Sumário

Introdução 7
Agradecimentos 11
Dedicatórias 13
Prólogo 15

Parte 1

Capítulo I – A jornada do cuidador 19
Capítulo II – Administrando a raiva 33
Capítulo III – Vivendo a morte e imaginando o além 39
Capítulo IV – O cuidado do outro como caminho para a
   construção do si mesmo 49
Capítulo V – O que nos une diante do morrer 55
Capítulo VI – Administrando a angústia 61
Capítulo VII – De dúvidas e certezas, ou sobre como se tornar
   um chato 69
Capítulo VIII – O Luto nos tempos do Covid-19 77

Parte 2

Capítulo IX – Acompanhando a Marcia 81
Capítulo X – A voz da Marcia 85
Capítulo XI – Conversas gravadas, sem edição 93
Capítulo XII – Dentro do estar sendo do Alcio, vivendo as
   semanas finais do processo de morte ativa da Marcia .. 135
Capítulo XIII – Coisas ditas e escritas no Livro de Visitas e no
   Diário de Cuidados na recidiva em julho e na internação entre
   09/08/2011 e 31/08/2011 143
Capítulo XIV – No crematório 159
Capítulo XV – Conversas por escrito com amigos e familiares... 161
Capítulo XVI – Movimentos da correnteza que chamo
   provisoriamente de eu 177
Capítulo XVII – Vida que segue 191
Capítulo XVIII – Depoimentos 219
Capítulo XVIX – Pós-escrito 225

Introdução

Passei a me considerar oficialmente escritor depois de ter publicado dois livros. Aí comecei a achar que realmente o que escrevo é interessante para os outros seres que leem, além de mim mesmo e de minha mãe, se viva estivesse. Escrevo frequentemente nos meus diários, então esta é a forma predileta da minha escrita desde os meus 12 anos de idade.

Este terceiro livro vem sendo gestado há muitos anos, na verdade desde a época em que Marcia, minha terceira esposa, estava doente do câncer que terminou por levá-la à morte, em 2011. No início pretendia ser um relato dessa época e dos sentimentos e histórias em volta da vida e morte da Marcia, como ela mesma tinha sugerido.

Viver essa fase terminal foi de uma intensidade ímpar em minha vida e na vida de todas as pessoas próximas a nós naquele período. O luto não poderia ser menos intenso. Como Marcia sugeriu, passei a registrar tudo, para que um dia viesse a ser útil para todas as pessoas que passam por essas situações, cada uma de sua forma singular, mas sempre vivenciando doença, dor, morte, luto e continuação.

Já trabalhava antes como psiquiatra em cuidados paliativos e, depois, naquilo que passei a chamar de cuidados contemplativos, ser um acompanhante de quem está morrendo e de seus familiares, desde o diagnóstico da doença considerada como causadora de risco de morte à morte como processo ativo e ao depois. De certa maneira, nós que trabalhamos assim somos como "doulas" do parto da morte e do luto. A prática de membro da Ordem dos Hospitalários no Darma – comunidade baseada em princípios zen-budistas e dedicada ao cuidado amoroso – acrescentou mais uma dimensão a esse acompanhamento: a dimensão espiritual.

Em uma *live* em outubro de 2020 no Centro de Estudos do HUCFF da UFRJ, nessa grande academia virtual que se tornou a internet no mundo do COVID-19, alguém me perguntou o que eu achava de trabalhar nesse campo e outro colega perguntou como me especializei em cuidados contemplativos. Como muitas coisas em nossas vidas, foi em parte por acaso, em parte por ter aceito o desafio que a vida me apresentou ao ser transferido, em 1993, de um posto de atendimento psiquiátrico do INAMPS para um hospital geral da rede federal no Rio de Janeiro, o Hospital da Lagoa, onde passei a trabalhar no 5º andar, da Clínica Médica. Ali havia uma maioria de pacientes de Oncologia e Infectologia em processos de morte ativa. Muitos psiquiatras não gostam de medicina geral, não é o meu caso, e me senti em casa naquele andar, com excelentes colegas clínicos e inúmeros pacientes incríveis que muito me ensinaram sobre viver e morrer. E assim, na prática e com alguns cursos ao longo dos anos, fui me "especializando" nesse campo, com muito gosto, já que as pessoas em processo de morte ativa sempre me ensinaram muito mais que os pacientes que ainda acham que jamais morrerão e estão imersos nos distúrbios narcísicos que são a grande maioria dos transtornos que hoje vemos na clínica psiquiátrica.

Não tenho nada contra as pessoas se especializarem em cuidados paliativos e luto, que fique claro. Mas me preocupa a superespecialização que transforma todos os lutos em doenças necessitadas de tratamento e a morte em um processo que requer necessariamente um especialista para ocorrer de forma "correta". Enfim, admiro inúmeros e inúmeras colegas que trabalham arduamente nesse campo tão demandante, mas continuo achando que morrer faz parte da vida e ficar enlutado também, e muitas pessoas, se tiverem acesso a informações adequadas, não precisarão de um "especialista" em luto e morte para acompanhá-las.

Uma sociedade que tenha uma prática de conversa aberta sobre esses temas e esteja conectada às sabedorias dos seus ancestrais de todas as etnias poderá ser um ambiente no qual as pessoas aprenderão e compartilharão de forma natural seu amadurecimento nessas questões da vida. A pandemia, com seu cortejo de falecimentos, nomes e histórias e não mera estatística, trouxe a morte e o luto para o centro da discussão.

Desejo que este livro possa ser uma contribuição para essa tarefa urgente. Que todas essas vidas interrompidas não o tenham sido em vão. Que a inépcia e a irresponsabilidade criminosas dos que estavam responsáveis pelo Estado possam ser devidamente punidas, e que morte, luto e resiliência possam ser honrados e dignos entre nós.

A combinação da minha própria história com o que aprendo e aprendi com diversos professores, mais os registros de cada situação e das histórias daquelas pessoas e famílias, que tive e tenho o privilégio de acompanhar, resultaram neste livro. Que ele possa ser útil para você e auxilie na construção da sua própria arte de viver, morrer e trabalhar com o luto, este é o meu desejo. Agradeço desde já por sua dedicação a este campo, seja como cuidador de você mesmo, de algum familiar, ou como cuidador voluntário ou profissional. Acredito que essa arte faz diferença neste mundo. Se você se torna um cuidador amoroso de você mesmo e dos outros, aos poucos o coletivo em que você está inserido se modifica.

Vivemos tempos sombrios, em que o ódio é cultivado, a discriminação racionalizada e a violência institucionalizada. Somos pessoas que, mesmo com nossos defeitos e incapacidades, buscamos fazer uma diferença, construir um caminho de bem-fazer. A crise mundial provocada pela pandemia do COVID-19 exacerbou por um lado os traços de paranoia, comportamento negacionista e incompetência governamental, por outro os movimentos de empatia, generosidade, solidariedade e compaixão. No capítulo sobre o luto nos tempos do COVID-19, abordamos as difíceis tarefas dos que vão e dos que ficam, em função desta terrível doença.

Este livro é minha partilha, minha forma de ajudar nessa tarefa aparentemente árdua e infinita, mas que doa um sentido maravilhoso para nossas vidas. Não é um tratado psicológico nem um romance, mas algo no meio do caminho entre esses dois mundos. Você vai achá-lo tão interessante ou chato quanto uma conversa pessoal comigo.

Li muito ultimamente sobre Alexander von Humboldt, considerado por muitos como inventor da ideia da natureza como um ente orgânico e da própria ecologia. O que mais achei interessante em sua obra, no entanto, foi a insistência em não separar ciência e poesia, observação empírica, arte e subjetividade. Esta é minha busca, se não por ideologia, por incapacidade de fazer de outra forma.

Que seu caminho pela vida e pela morte possa lhe trazer tranquilidade e visão clara, que sua vida e morte possam servir a todos os seres sencientes, são estes os meus votos. A vida é uma celebração, uma dança onde todos os seres sencientes são orquestra, coro e corpo de baile, uma celebração do serviço e do amor.

Agradecimentos

Sem a Gisela Zincone, minha querida amiga e editora, nenhum dos meus livros existiria. Não só pela leitura atenta e comentários pertinentes, mas também pelos prazos, sem os quais nenhum livro seria terminado. Agradeço a você, Gisela, e a toda a equipe da Gryphus pelo carinho a mim dedicado.

Meu amigo Thomas Lüchinger, ao me incluir em seu filme *Da Sein* ("Existindo aí"), fez-me refletir sobre minha vida e meu caminho, ajudando a clarear minha consciência quanto ao meu projeto de vida. Além de ser o excelente cineasta que é, talvez não se dê conta de seu papel na vida das personagens de seus filmes, onde conta as histórias de nós humanos em nossas jornadas pelo sentido. Muito obrigado Thomas, a você, Samuel, Catherine, Wolf, recentemente falecido, Sophie e também a Katharina Linsi e demais amigos dos cuidados paliativos em St. Galen, Suíça, além, é claro, dos meus companheiros de filme, Sonam, Katherine e Ron.

Minha professora, amiga, irmã na prática e introdutora nos cuidados contemplativos, Roshi Joan Halifax, é uma influência e exemplo permanente, na prática e na vida. Que continue a nos inspirar por muitos anos ainda.

Carlos Plastino, que cuida de mim nos últimos anos, me ajuda a caminhar nesta vida. Nele agradeço a todos os terapeutas que cuidaram de mim até hoje.

Minha família no Itororó, galera Dungs, que tem tornado possível atravessar o período de distanciamento social de forma menos sofrida.

Meus amigos e colegas médicos, psicólogos, fisioterapeutas, nutricionistas, enfermeiros, cuidadores, e auxiliares de enfermagem, com quem compartilho o trato das pessoas que acompanho, são sempre fonte importante de inspiração e apoio, ao compartilharmos momentos tão intensos. Homenageio e agradeço a todas e todos na pessoa do Carlos José de Andrade.

Meus professores e colegas no seminário *Being With Dying*, em 2012, no Upaya Zen Center, Santa Fé, Novo México, EUA, que me ajudaram a ressignificar minha vida e caminho em meio a um luto intenso, especialmente minha irmã Valéria Sattamini Gyokuho Sei In, Shinzan Sensei, Donna Kwilosz e Clare Brockett.

Minhas alunas e alunos no seminário *Presente no Morrer*, em Eininji, em 2017, que me ajudaram a lembrar do sentido da minha vida.

Todos os amigos que leram versões desta obra e deram sugestões, opiniões, apoio.

Todas as pessoas e famílias que tive a honra de acompanhar, cujas vidas e mortes fazem parte do meu caminho agora. Algumas de suas histórias estão neste livro. Que possamos ficar felizes de ajudar a outros no caminho que já trilhamos.

Dedicatórias

Dedico este livro a:

Marcia Souza Leal de Meirelles, amor da minha vida, inspiradora desta obra.

Meus pais, cujas vidas e mortes me ajudaram a ser quem estou sendo agora.

Minhas filhas, neta, genros e enteados, que me mostram a continuação do cuidado amoroso através das gerações.

Minha tia, Marlene Limeira, e a antiga babá de minhas filhas, Ivonete Iria de Mattos, recém-falecida, por me ensinarem o que é o cuidado no cotidiano, sem teorias.

Todos os cães que me ajudam e me ajudaram – os que me ensinaram a lidar com suas ausências, Tequila, Naomi, Cacau e Dô, e os que me permitem deles cuidar ainda, cuidando de mim no Itororó, Luna e Caramba.

E finalmente para Ana Cláudia, que me lembrou da beleza de amar e ser amado, que me mostrou que em meio à catástrofe ainda há espaço para o amor, e que, se o luto é o parceiro do amor, essa é uma dança que se desdobra no sem-tempo do eterno.

Prólogo

Uma pequena explicação se faz necessária sobre o método adotado por mim para compartilhar algo do que aprendi sobre vida, acompanhamento de morte e luto.

Na tradição zen asiática antiga, alguém que desejasse virar aprendiz de um mestre buscava ser aceito no mosteiro em que esse mestre ensinava e passava a viver junto a ele e aos demais alunos, na convivência cotidiana. O aprendizado acontecia de uma forma que podemos chamar de espontânea: acordar, meditar, cuidar de si e da comunidade, ouvir falas do darma, estudar sutras... e aos poucos o aluno ia virando professor. Este era mais ou menos o método adotado também nas guildas medievais europeias para a transmissão dos ofícios. O aprendiz vivia com o mestre em sua casa, que em geral também era sua oficina. Inicialmente ajudava e imitava o artesão ou artista, depois podia se responsabilizar por suas próprias obras e ser talvez o sucessor daquele mestre.

Gosto desses sistemas, mas são muito difíceis de imitar hoje em dia. Aprendizado à distância, autodidatismo, cursos virtuais... Isso tudo pode facilitar a difusão de conhecimentos que de outra forma talvez se perdessem. Entretanto, para o que vamos tratar neste livro, considero vital o convívio com o leitor para que, através do contato com a minha experiência singular, sua própria singularidade possa se manifestar.

O que vou construir ao longo dos próximos capítulos, na primeira parte deste livro, é nossa convivência em minha casa. Minha casa aqui é a minha forma de estar no mundo. Sendo assim, o estilo adotado é confessional: compartilho minha experiência de lidar com vida, acompanhamento da morte de familiares, amigos e pacientes, conto coisas que aconteceram nesses períodos. Ao final do livro, espero que tenhamos nos tornado de certa forma pessoas companheiras no viver e no morrer. Sei que é uma pretensão, mas sem aspiração não chegamos a lugar algum.

Peço então que tenha a paciência de ler cada capítulo da primeira parte como se fosse uma visita em que conversamos e compartilhamos vivências. No fim de cada um há um resumo, em que colocamos de forma mais didática o que foi abordado durante a conversa.

Na segunda parte, você encontrará relatos pormenorizados do acompanhamento da Marcia, conforme o desejo dela de que nossa experiência pudesse ser compartilhada e fosse, quem sabe, útil para pessoas nessa situação. Verá conversas com ela, relatos de sentimentos e vivências naquele período. O tom é muito de conversa, sem preocupação literária, tudo foi material gravado e transcrito. Optamos por manter o tom de conversa.

E, no capítulo final, algumas instruções práticas sobre o manejo do luto. Não posso nem pretendo oferecer receitas padronizadas, mas a ideia é que, através desta leitura, você pessoa cuidadora possa ter material que provoque seus pensamentos e sentimentos, afetos que possam favorecer suas próprias construções pessoais e profissionais.

Parte 1

Capítulo I

A jornada do cuidador

Aqui você precisará de paciência para ler a autobiografia não autorizada de um não iogue, iniciada em julho de 2018, no Itororó, explicação necessária para você entender como trabalho com vida, morte e luto, ou seja, minha jornada para me tornar um cuidador de mim e dos outros. Ao final do capítulo, teremos um resumo dos temas abordados.

Não aguentei não fazer essa comparação com o livro do Yogananda, sujeito que parece ser muito legal mas que, para mim, que me sinto meio que meio a meio no lado negro da Força, é santo demais. Se você não conhece Star Wars não vai entender muito do que escrevo e vivo. Mas como assim? Você não conhece Star Wars? Talvez eu não seja alguém interessante para você.

Estamos em meio à mata atlântica, temperatura amena, som de natureza, solidão amistosa com cachorros.

Muitas reflexões, *insights* dentro e fora das meditações. Coisas que vieram, foram percebidas, vividas em um clarão da consciência e se foram. Talvez não possam ser recuperadas na escrita, mas vale a tentativa.

Será que os sumérios tinham diários? Se tiveram, sumiram na poeira dos desertos mesopotâmicos ou se dissolveram nas enchentes do Tigre e do Eufrates. Meros indivíduos, não valeriam possivelmente o sacrifício de escrever tabuinhas de argila.

Este gênero, o do diário pessoal, deve ter surgido com os gregos, pelo menos na minha memória foram eles que escreveram os primeiros relatos desse tipo. Tenho a fantasia de que minha neta Sunna um dia terá a curiosidade necessária para ler o que um avô longínquo escreveu na língua materna. Ela seria minha leitora privilegiada. Privilegiada pelo meu desejo, pela minha fantasia. Na versão original, manuscrita, adoraria saber que ela teria decifrado os garranchos do avô Alcio.

Todo escritor tem um leitor imaginário e, com meus dois primeiros livros publicados, gostaria de continuar neste caminho da escrita. Talvez um desejo de alguma imortalidade. Que nem o "Mausoléu dos Imortais", os túmulos dos "imortais" da ABL no cemitério de São João Batista, no Rio. Esse nome é maravilhoso. Fala de uma de nossas maiores ilusões, a de que somos imortais. Doença, envelhecimento e morte bagunçam essa ilusão, mas alguns de nós são mais teimosos e não abrem mão.

Ouvi muitos CDs hoje, já que sem internet não tenho Accuradio. Bem interessante ficar sem internet e não ter crise de abstinência de WhatsApp e e-mails. Vivo a solidão mais claramente e a companhia dos meus queridos Luna e Caramba. Luna é mais caçadora e cão de companhia, Caramba mais cão de guarda. Adora dormir, roncar e só a contragosto sai com a Luna; mas, no caso de "invasores" reais, ele é mais ativo e menos medroso.

Sentei hoje, sábado, 21 de julho de 2018, no deque sobre o vale do Itororó, olhando para o maior arbusto florido daqui, com um beija-flor zumbindo e um pica-pau soando na árvore próxima, sentindo-me privilegiado por estar vivo. Fiquei tentando um verso, no espírito dos haicai, mas não veio nada muito aproveitável. As ideias foram as seguintes:

Beija-flor sorvendo,
Pica-pau na batera,
Vejo com os ouvidos,
Ouço com os olhos...

Poderia ser:

Beijando flores,
Picando a casca da árvore,
A vida segue...

Ou ainda:

Sentado vejo o som do pica-pau
e ouço o beijo nas flores.
Manhã.

Escutando agora canto gregoriano. São 18h35, já dei o jantar das crianças caninas. Eternas crianças. Amo Luna e Caramba. Ele ronca muito, ela é um grude comigo. Gosta de que eu esteja no seu campo visual todo o tempo, dormindo ou acordada.

Nestes últimos dez dias, tenho refletido mais do que o habitual sobre minha vida, minha história, meus vínculos, como vejo a realidade, a construção da pessoa humana, a prática.

Em 31/10/2020, completei 64 anos. Nunca pensei que alcançaria essa idade, não era nem nunca foi uma preocupação viver mais ou menos. Só me preocupava em viver o suficiente para criar minhas filhas. Acho que elas não sabem que salvaram a minha vida. Na verdade, desde a adolescência passei por vários momentos depressivos, em que não via sentido na vida tal qual vivida no sistema capitalista. Para que estudar, seguir uma carreira, buscar fama, status e lucro?

Ter alguém por quem ser responsável, a quem cuidar, proteger, acolher e educar foi fundamental para que eu crescesse, amadurecesse e saísse do narcisismo da adolescência. Narcisismo algo raivoso, já numa antevisão dos jovens narcísicos da atualidade, aqueles que acham que o mundo está lhes devendo o que "prometeu", isto é, a felicidade – nome dado ao gozo narcísico compulsivo que o mercado oferece para alguns e que eles confundem com desejo e aspiração.

Eu não era tanto desse jeito, naquele tempo o mercado ainda não era deus e não havia tantas coisas para querer adquirir e acumular. Mesmo assim eu era narcísico do meu jeito. Achava que minha inteligência deveria me abrir todas as portas. Tinha inveja dos que eram ricos, dos que eram bonitos. Não sabia o que era amar, desejava que as meninas bonitas me desejassem, queria ter sexo sem saber o que era sexo.

Tinha raiva da autoridade do meu pai e do que considerava a "mania" da minha mãe de estar sempre certa. Hoje acho que meu pai era um cara que tinha uma boa noção da realidade, uma dose correta de autoconfiança que nem a prisão na ilha do Mocanguê, durante o ano de 1964, conseguiu abalar. O que ele perdeu na prisão foi um tanto do seu idealismo e da sua confiança na utopia política trabalhista. Mas não perdeu a força para trabalhar, sustentar a família, mantendo-se uma pessoa compassiva, com fé nos seus guias

Jacuacaná e Cobra Coral, além de continuar um cara basicamente honesto e safado e amante dos prazeres do sexo.

Uma vez perguntei a minha mãe por que aguentava aquele tipo de relação e não se separava dele. Ela me disse para não falar besteira, havia muitas coisas que eu não entendia ainda (tinha então uns 10 anos). Alguns anos mais tarde, após o falecimento do meu pai, ela me disse que ele era uma pessoa muito boa, mas meio tarado demais por sexo, muito mais do que ela, que queria ser mãe mas não curtia sexo tanto assim, e que portanto não achava justo tirar esse prazer dele só por posse. Ela era 17 anos mais nova que ele.

Meu pai era filho de imigrantes portugueses, largado pelo meu avô no Rio de Janeiro com a mãe e criado por ela com seu trabalho de tecelã – operária de fábrica. Meu pai, criado na Saúde e no cais do porto próximo, sobreviveu, tornando-se um cara grande e "brabo". Quando casou com minha mãe, em 08/12/1955, era do Lloyde Brasileiro, líder sindical e amigo pessoal do João Goulart, então ministro do Trabalho. Minha mãe, alagoana de Santana do Ipanema, trabalhava no gabinete do ministro. Assim se conheceram.

Ela cresceu no sertão, enfrentando as dificuldades de ser uma menina pobre, aproveitando a proteção do cônego Bulhões, pároco local, que a ensinou a ler e escrever. Nunca teve educação formal. Nascera em 07/01/1927. Contava muitas histórias de sua infância e adolescência, acho que nunca saberei bem o que de fato aconteceu e o que foi obra de sua rica imaginação. Mas somos todos assim, os humanos, não?

Então, essa longa digressão foi para dizer que minha mãe tinha muita fé nos seus santos – Nª. Sª. da Cabeça, principalmente, e os anjos da guarda – e por isso costumava achar que Deus lhe dava boas intuições. Pior que dava mesmo. Papai ficava meio puto, porque ela costumava acertar nos seus julgamentos quanto aos amigos políticos dele. Volta e meia dizia "Fulano não presta!" e ele ficava zangado, mas em geral... ela acertava. Eu também tinha dificuldades com a onipotência dela, que vinha mesclada com sua fé incrível. Me aconchegar em seu colo quente e cheiroso à noite, antes de ir dormir, e senti-la "rezando a minha cabeça", um ritual das rezadeiras nordestinas, murmurando algo que eu não entendia, enquanto traçava sinais da cruz e outros gestos rituais na minha cabeça de criança, me dava sempre a sensação de que tudo ia dar certo, de que não haveria angústia e dor que não passasse. Essa era a melhor parte de nossa relação. Eu vivia pedindo por esse ritual à noite e ela o fazia com carinho.

Nossas crenças podem ser apoio ou podem ser obstáculo no trabalho com o cuidado dos doentes e dos enlutados se forem a base de um narcisismo onipotente. Podem nos oferecer um colo interior sempre disponível, mas podem também ser preconceitos que atrapalham nossas relações com aqueles que creem diferente.

Quando a segurança que minha mãe oferecia se tornava um olhar crítico para mim, aí era muito difícil. Nunca consegui lidar bem com críticas. Isso era parte da minha onipotência narcísica, e até hoje lido com esse defeito. Ô coisinha difícil, cacete.

Voltando agora para quando surgiu esse fluxo de recordações da infância. Quando casei, logo após me formar em medicina (dezembro de 1979) e entrar para a residência em psiquiatria do IPUB (UFRJ), já estava em análise com minha saudosa primeira analista e mestra, Dra. Maria Adelaide Sepúlveda, que me ajudou a construir uma "possibilidade de si mesmo" (self) relacional, mesmo sendo uma pessoa muito voltada para meu narcisismo, meu misticismo, minha raiva e agressividade reprimidas. Logo após casar, manifestou-se uma depressão. Não foi culpa da minha primeira mulher. Eu que fui impulsivo, vendo naquela situação uma oportunidade de sair de casa com ajuda dos pais. Sair casando, em vez de estar só bancando tudo, significava poder usar o apartamento que eles emprestariam, ter ajuda financeira e brincar de ser gente grande. Lembrem de que eu tinha 23 anos quando me formei em medicina e fui morar com a namorada. Casamos em 03/05/1980, eu ainda com 23 anos. Acho que isso serve de atenuante para mim, né?

Tivemos mononucleose, que peguei no IPUB, logo no primeiro semestre de 1980, e no segundo semestre engravidamos. Nossa primogênita nasceu em 1981.

Nesse ponto tive uma primeira quebra do narcisismo. Alguém existia, agora, que dependia da mãe e de mim. Sejam quais fossem meus sentimentos, emoções, dificuldades ou sofrimentos, o mais importante era cuidar da menina, fazê-la crescer saudável e feliz. Tinha um lado narcísico nesse projeto, claro, mas já muito fora do apenas cuidar de mim e das minhas coisas. Uma outra pessoa era mais importante do que eu, mesmo havendo aí uma projeção narcísica. E assim escapei da depressão. Um valor mais alto se mostrou para mim. Podia ralar, trabalhar duro em empregos ruins, mas o que importava era cuidar da minha família. Isso era o eco da minha própria criação, do que eu tinha visto meus pais fazerem. Em 1983 e 1985 vieram mais duas lindas meninas. Não havia mais como ser infeliz. Cuidar dessas três lindas meninas valia tudo. Bonitas, fofas. Adorava brincar com elas. Aliás, tinham vários brinquedos meus, principalmente os bloquinhos de construção.

Fui crescendo na profissão e na minha prática espiritual, depois volto nesse tema. Do ponto de vista ético, nem tanto. Na ética profissional, tudo bem. Mas na ética da relação amorosa, não tão bem. Cometi erros graves, fui infiel. Isso acabou redundando no fim do casamento. Sei que não foi só pela infidelidade, mas o que importa a mim, em termos do meu comportamento, foi que não me comportei bem. As questões da minha ex-esposa foram as questões dela, recentemente falecida. A mim interessa que no meu autoengano achei muitas justificativas para meus erros.

Aprendi algo com esses erros. Casei uma segunda vez, achando que construiria uma nova família e que eu e minha segunda mulher criaríamos nossos filhos juntos, além dos cachorros que ganhamos, que foram uma verdadeira felicidade para mim. A família feliz não foi só felicidade mas teve bons momentos, assim como minha relação amorosa. Nunca menti para ela, algo que aprendi, mas meu jeito de existir e minha "sinceridade" fizeram-na sofrer muito. De novo, as questões dela são dela, mas não vou tirar o meu da reta. Cometi outros erros, novos, mas isso também não foi legal do ponto de vista da relação.

Os dois casamentos foram muito bons em alguns aspectos. Criar três filhas lindas e ajudar na criação de um par de enteados muito bacanas e queridos foi muito legal. Não me arrependo da história da minha vida, mas me arrependo sim de alguns erros graves na ética das relações, de ter criado oportunidades para minhas mulheres sofrerem. Gostaria de pedir perdão a elas pelos meus erros. Eu já me perdoei e as perdoei pelo que achei que fizeram de mal para mim. Pedir perdão de forma clara e limpa acho que nunca pedi. Porque, nas separações, sempre existe raiva e ressentimento de parte a parte. Encontrar a Marcia foi um bônus nesta vida. Um encontro de almas gêmeas – lindo isso dito por alguém que não acredita em almas – mas é isto que sou: uma contradição ambulante. Não foi "amor à primeira vista". Nada disso. Ficamos amigos após trabalharmos juntos em alguns casos clínicos. E aos poucos fomos construindo amizade, admiração e intimidade.

Ela foi efetivamente a mulher da minha vida. Só agora, dez anos depois da sua morte, posso dizer isso sem chorar, com todas as letras. Foi o amor daquela vida. Com ela descobri verdadeiramente o que era amar uma pessoa mais além da paixão narcísica. Nossa! Intimidade sexual perfeita, prazer de conversar, debater com amizade, alegria e respeito, posições nem sempre convergentes na psicanálise e na vida... adorar dormir de conchinha. Adorar os cheiros, o toque, o gosto da boca e do corpo, os olhos, as mãos, pés, pernas, os órgãos todos que sempre viravam órgãos de amor. Curioso só poder dizer isso agora. Outro dia sonhei com ela se despedindo, ia para uma outra dimensão do ser, muito além desta. Fiquei feliz por ela, embora triste porque entendi que não a teria mais propriamente por perto. Só na saudade do meu coração. Meu pai e minha mãe sempre os sinto por aqui. Acho que, como farei em relação às minhas filhas e neta, cuidar do filho sempre os mantém por perto.

Celebrar as cerimônias de 7, 14 e 49 dias do falecimento daquele rapaz de 36 anos, que deixou uma linda família enlutada, incluindo seus dois meninos de 10 e 13 anos, reabriu meu coração para isso tudo. Não foi a primeira cerimônia fúnebre que celebrei, nem de gente jovem. Mas algo muito afetivo ali me tocou. Os pais dele são separados, mas a união da família no luto foi impressionante.

Cuidar de um paciente amigo recentemente falecido foi outra experiência impressionante, até porque ele tinha uma incrível capacidade de expressão e um olhar treinado para examinar a si mesmo. Aprendi muito com essa pessoa e de novo reabri lutos e vivências meio adormecidas.

Criar um espaço de acolhimento para essa dor, ser parte desse momento, é parte de meu ofício de budista ordenado e terapeuta, mas cada vez, de alguma forma, meu coração se abre para minha própria dor. Ser o cara do luto, o cara que cuidou da Marcia desde o diagnóstico até o final e mesmo depois, foi legal, mas faltou para mim uma figura como a que estou sendo para vários doentes, várias famílias. Tive ajuda de uma querida terapeuta e de muitos amigos e amigas, mas não um acolhimento específico. Bom que pude perceber e aceitar isso e me permitir viver minhas dores maiores: a falta da Marcia, a falta do colo da minha mãe, a falta da segurança que meu pai me dava. Cada um de nós, cuidadores, deve ser capaz de aguentar o tranco e retrabalhar suas perdas a cada novo encontro de cuidado. Anota aí.

Sobrevivi com o que aprendi com o nascimento das minhas filhas: o cuidado de um outro, amar e cuidar, isso nos tira do sofrimento autocentrado. Mas o luto vai sendo elaborado e reelaborado ao longo de toda a vida. Só agora consigo escrever sobre isso tudo.

Depois que a minha amada Marcia se foi, busquei algumas pessoas, procurando aconchego, colo, carinho, conforto afetivo e sexual. Algumas pessoas me buscaram também. Tinha tido dois casamentos anteriores razoáveis, me separei e consegui depois construir uma relação a dois de verdade. Aqueles dois lutos não me impediram de construir outra relação, ao contrário, me mostraram onde poderia melhorar. Claro que pessoas em trabalho de luto sentem falta de companhia, parceria. No meu caso, sou muito humano, humano demais, não sou um iluminado nem santo. Seria possível ter só uma amizade íntima com alguém? Sim, mas quem quer ficar em um lugar afetivo secundário na vida do outro que teoricamente é sua escolha de objeto libidinal? Todo recomeço tem seus obstáculos. Cuidado com essa busca no luto imediato.

Continuando no Itororó, após mais um banho de cascatinha.

Minha prioridade nesta vida é a prática. Prática = zazen = iluminação = cotidiano vivido com presença mais além do ego. Comecei a dar uma ultrapassada no ego quando decidi cursar medicina e efetivamente entrei nesse caminho, em 1974. Naquela época achava que a prática espiritual era separada da vida comum; era rosa-cruz, místico, mas meditava do jeito que tinha aprendido nos livros, sentado num banco de pedra no estacionamento do Instituto de Ciências Biomédicas da Faculdade de Medicina da UFRJ, no Fundão, prédio recém-inaugurado quando eu estava no primeiro ano. Meu pai me dava carona mas, como ele tinha que estar muito cedo para abrir a loja onde trabalhava em Bonsucesso, me deixava às 06h30 da manhã na bruma do Fundão (bem menos perigoso naquele tempo). Tinha mais de uma hora para meditar no silêncio e na névoa, antes de começarem a chegar meus colegas.

No 3º. ano do curso de medicina tive muita ansiedade, crises sérias, ao entrar em contato com doentes de verdade, loucura, doença e morte. Entrei no processo de análise e me afastei aos poucos do misticismo, que não me tinha ajudado na hora da verdade. A Dra. Adelaide tinha uma estátua grande de um bodisatva (seria Avalokiteshvara?) em sua sala de espera e um belo dragão, quadro do FDSilva (com S invertido na verdade), bem em cima do divã. Alusões ao budismo? Não sei. Ela foi fundamental nesse processo de aceitar uma primeira desconstrução do ego e assumir a tarefa de ser médico, em 1976. Nos três anos seguintes estudei muito, corri atrás de garotas, trabalhei em estágios hospitalares e parei de ter férias. Espero ter mais férias em breve. Quem sabe...

Como já vimos, minhas filhas, a partir de 1981, me ajudaram a atravessar o segundo rio, o do narcisismo, nessa trajetória de desconstrução do ego. Médico e pai: minhas melhores práticas, meus melhores personagens.

Em 1988, já estava rolando a separação, terapia de casal e coisa e tal. Em 1989, já concretizada. Em 1990, viajo para a Disney, Nova Iorque e Washington/Baltimore com a minha primogênita, logo antes do plano Collor, e na volta começo a namorar a moça que seria minha segunda mulher. A cronologia é importante para vermos quanto tempo e luta para desconstruir hábitos e histórias dessa narrativa que chamamos ego. Em 1992, fiquei dois meses no Japão, numa bolsa de medicina do trabalho da JICA, indicado pelo Ministério do Trabalho. Lá comecei a praticar zazen, fazendo meus primeiros votos como leigo ordenado perante Mestre Tokuda em 1995, no templo zen de Copacabana, e depois como monge pleno em 12/10/2001, em Pirenópolis. Em 2002 separação do segundo casamento. Caos financeiro e pessoal. Meus melhores personagens: pai, médico, monge. Como homem e parceiro amoroso, ainda muito chão para desconstrução.

Em meados de 2002, conheci a Marcia, indicada pela minha segunda mulher para me ajudar em alguns casos clínicos, aplicando testes psicológicos. Em 2004, nossa relação amorosa floresceu em plena integração afetiva, sexual, intelectual, espiritual. Durante seis anos praticamos juntos muito afeto, sexo e muito darma, muita desconstrução egoica em dupla. Caraca, que viagem!

Em novembro de 2010, logo após meu aniversário de 54 anos, o diagnóstico de adenocarcinoma pancreático mudou nossas vidas e acarretou uma aceleração louca nessa desconstrução egoica e relacional. Ela faleceu em 31/08/2011, após nove meses de uma vivência intensa de cuidado amoroso, compartilhada por toda a nossa família, incluindo meus filhos da Islândia, as daqui, meu irmão de coração Rainer, além da Marlene, irmã da Marcia, e da D. Linda, a falecida mãe dela. Este o grupo básico que pôde receber os ensinamentos do darma corporificado na vida e morte da Marcia.

A intensidade do que vivi nessa época só posso relatar agora, quase dez anos depois. Dor psíquica intensa, clivagem de sofrer e estar forte para ela ao mesmo tempo, saber o que estava acontecendo e negando ao mesmo tempo, chorando de desespero e rindo de pequenas alegrias e vitórias efêmeras. Foi uma época de muita dor, dor louca, mas pouquíssima ansiedade. Acho agora que, quando vivemos o momento presente em todo o seu brilho e terror, não há espaço para ansiedade e outras maluquices.

Vi a Marcia se desconstruindo psiquicamente – transcendendo – e se desfazendo fisicamente, como se virasse uma múmia egípcia diante dos meus olhos. Por um lado me alegrava vê-la no processo de atravessar para a outra margem, por outro me desesperava vivendo o luto antecipatório. A desconstrução do ego nessa fase foi intensa e quase fragmentadora. A prática conjunta com a Marcia e o resto do grupo, o apoio das minhas filhas, genros, cunhada e alguns amigos e amigas, e o cuidado da Maria Eugênia, a terapeuta que procurei para me ajudar a não pirar na travessia, foram fundamentais, assim como minha fé, minhas rezas e meus santos.

Nessa época participava como coordenador de grupos Balint em um projeto comum entre o Instituto Nacional do Câncer e o Instituto Albert Einstein, visando ao treinamento dos profissionais do INCA e da rede federal no Rio de Janeiro na comunicação de más notícias. Coincidência que me ajudou a estar mais presente no que acontecia e a ter o apoio de todo o grupo de colegas. Sem essas redes certamente teria sucumbido, antes, durante e depois. Sem falar que minha mãe já estava entrando em processo de demência, piorado pela vivência da doença de sua querida Marcia e pela quebra de sua fé onipotente. Ela não ajudava e só me atrapalhava; se não fosse pelo cuidado da minha tia Marlene e da Cidinha, que moravam com ela, não sei como teria feito. Mamãe faleceu no ano seguinte.

Nesse processo de desconstrução, iniciado em 1974 – estamos em 2011 neste ponto da narrativa –, os relacionamentos afetivos e sexuais foram muito afetados. Desinteresse geral por relações amorosas, encontros sexuais eventuais, alguns relacionamentos muito malucos, me levando a crer hoje em dia que usar preto para indicar luto, como era comum na cultura luso-brasileira até há algumas décadas atrás, era uma forma de cuidado. "Cuidado que essa pessoa tá maluca!" Fora de brincadeira, é um estado muito delicado, principalmente nos dois a três primeiros anos pós-morte. A cor preta da roupa funcionava como alerta, embora, como tudo o mais na sociedade, pudesse virar só uma formalidade.

Sou tão medroso em relação à solidão quanto a maioria das pessoas que conheço. Os mestres budistas não são habitualmente eremitas, vivem acompanhados de parceiros amorosos ou alunos ajudantes. Meus companheiros mais frequentes nos fins de semana são Luna e Caramba. No Rio, sou tão ocupado em tantos vínculos diferentes que mal tenho tempo de namorar, malhar, comer e dormir, cuidar de mim, quanto mais criar mais vínculos familiares. Meus vínculos com pacientes, alunos e amigues ocupam o espaço afetivo que resta diante do universo das minhas relações com minhas filhas, neta, genros e tias. Também os cães, gatos, árvores, pássaros, flores e nuvens, sol, estrelas, águas que caem, águas que correm...

Não sou mais criança, completei 65 anos em outubro de 2021. Se tem algo que aprendi, foi sobre meus limites, para evitar a "fadiga da compaixão" (*compassion burnout*), termo cunhado pela minha professora Joan. Sei que esse cuidado comigo pode ser chamado de egoísmo, e não deixa de ser. Só tenho este corpo, esta vida e minhas escolhas para corporificar o darma, a prática que escolhi. Revendo todas essas etapas que relatei de desconstrução/reconfiguração do ego, me assumo como sendo a pessoa que posso ser neste momento. Tá de bom tamanho. Como já disse, preferiria não ficar um coroa solitário, mas dos meus limites eu que sei. Se eles implicarem nesse tipo de solidão da relação a dois típica, fazer o quê? Chorar às vezes e usar todos os ingredientes da minha vida, como diz o preceito budista, traduzido no Brasil por "se a vida te dá limões, faça limonada".

Ainda tenho muitos projetos, e os terei até morrer, se não endoidar primeiro. Espero que não, para não dar muito trabalho.

Resumindo os pontos principais deste capítulo:

– nossa vida pode ser comparada a uma jornada de autoconhecimento e de saída da prisão narcísica para a vivência plena de nossos papéis em comunidades; Joseph Campbell a denominou "a jornada do herói", podendo ser também chamada de processo de individuação e amadurecimento nos termos junguianos;

– cada um de nós vive o processo de morrer ou acompanhar uma pessoa moribunda da mesma forma que se habituou a viver;

– sofrer é normal, acolher a dor nos faz adoecer menos, apenas devemos cuidar para não ficarmos agarrados ao sofrimento;

– o medo da solidão faz parte da experiência humana, mas cuidado para não buscar qualquer companhia, apenas para aplacar esse medo; compartilhar seu estado com delicadeza ajuda a todos;

– buscar ajuda para desempenhar suas tarefas de cuidador é sinal de saúde mental e não de fraqueza;

– a sabedoria de nossos ancestrais, corporificada nas diferentes tradições religiosas, é uma fonte de orientações para lidar com perdas, morte e luto, sendo uma outra fonte muito útil para o cuidado de nós mesmos e das pessoas que acompanhamos;

– o cuidado conosco nos possibilita exercer nossas funções com mais eficiência e eficácia, além de nos permitir estabelecer nossos

limites e evitar, ou pelo menos reconhecer, os estados de fadiga da compaixão;
— sendo cuidadores, estamos expostos às revivências de nossos lutos a cada novo encontro com o morrer e com os enlutados; podemos crescer ou adoecer; procurar alguém especializado em terapia do luto é aconselhável e mais necessário, quanto mais intenso for o processo vivido;
— descobrir para que servimos nesta vida ajuda a sobreviver após perdas muito dolorosas, já que aprendemos aos poucos a sair do narcisismo.

No próximo capítulo conversamos sobre como lidar com a raiva, um dos sentimentos que mais dificulta o trabalho do luto, se não for bem administrado.

Capítulo II

Administrando a raiva

Aproveitei a falta da internet em mais um fim de semana no Itororó para escrever. Comecei no sábado, 11 de agosto de 2018, às 19h00, ouvindo a Suíte nº 6 em D Maior de J. S. Bach, por Pablo Casals, gravada em Paris, 3 de junho de 1938.

Pensei em dois temas para escrever neste fim de semana:
– como lidar com a raiva;
– a questão dos cuidadores e sua saúde mental e a dificuldade de pedir e de aceitar ajuda.

Me perguntaram hoje se eu não gostaria de ter Netflix aqui. Respondi que não, sou muito compulsivo com televisão. Se tivesse, ficaria diante dela babando, nunca mais escreveria nem meditaria. Terminei escrevendo uma pequena poesia, ao me lembrar do título de um conto, acho que do Ray Bradbury.

O Fim da Infância

Esse era o título
De um conto que li na infância.
Não entendi, claro.
Gostei da ficção: algo nos fins me encanta.
Agora vejo o sentido,
Nesta profunda solidão.
A música cigana
Marcia amava.
Uma parte dela ficou,
Outra se foi.
E a que ficou faz parte do meu existir.
O fim da infância.
Começo de uma outra ilusão.
Linda a voz que canta no CD

Deep Forest – Marta!
Belas cantoras, espantando a dor
Que faz parte
Deste ser.

Como lidar com a raiva? Difícil escrever sobre a raiva, um sentimento como tantos outros, mas com mais potência (energia) que a maioria, exceto talvez o tesão. Um bom começo seria assistir a toda a série Star Wars. Ver como os Sith gozam na raiva e no ódio, daí derivando sua sensação de força e segurança.

Quando no *Retorno do Jedi* (3º. filme da série, episódio VI) o Imperador fala com Luke Skywalker, na cena em que este vê os rebeldes sendo massacrados pela esquadra imperial, podemos perceber o gozo da raiva, assim como o poder que a própria raiva traz para Luke. Maior ainda é o poder da compaixão, que o faz poupar seu pai, Darth Vader, que se transforma em seu salvador, matando o Imperador ao preço da própria vida.

(Ouvindo agora Goldberg Variations, de J. S. Bach, por Glenn Gould, gravação de 1955)

Sei que você quer conselhos práticos. Vou tentar organizar uma lista de reflexões e ações que podem ser úteis:

1 – Ver Star Wars, principalmente os episódios IV, V e VI.

2 – Ler *Sem Tempo a Perder*, da Pema Chödrön, edição em português da Gryphus, capítulos em que trata da paciência (antídoto da raiva).

3 – Quando tiver um acesso de raiva, investigue suas sensações corporais e psicológicas, olhando para a raiva como algo que toma você, mas não é necessariamente sua identidade; preste atenção no seu corpo e nas suas sensações durante o estado de raiva, isso costuma nos dar tempo de nos des-identificarmos com a raiva e não precisarmos portanto descarregá-la.

4 – Eu, por exemplo, sinto uma energia quente que sobe do "hara" (um centro vital – chacra – quatro dedos abaixo do umbigo no centro do corpo) e me toma o corpo inteiro, fazendo-me sentir poderoso e capaz de esmagar ou matar o objeto da minha raiva.

Também sinto taquicardia, rosto enrubescido, respiração ofegante, voz entrecortada e um tom acima do habitual.

5 – Esta é uma breve descrição das minhas sensações físicas de raiva. Normalmente percebê-las já me faz prestar atenção mais no físico que nos "argumentos" psíquicos da raiva, o que costuma enfraquecer a reação. Quando é possível ficar calado, quando não é necessário reagir, esse exercício de observação já é suficiente para mudar o rumo das coisas.

6 – Se for necessário reagir:

6.1 Caso seja possível, falar: "olha só, estou com raiva, nenhuma reação minha será adequada agora. Conversamos depois". E se afastar, sem dar as costas, caso seja uma interação muito agressiva, para não possibilitar um ataque por trás.

6.2 Caso tenha que haver alguma reação, buscar a conduta correta, não a conduta reativa. Colocar limite sem se expor, buscar ajuda, fugir, se for o melhor.

6.3 Lembrar que silenciar não é "perder", mas proteger você e o outro de reações agressivas e negativas.

7 – Acolher a raiva e não descarregá-la não faz mal. O que faz mal é negar a raiva, fazer de conta que ela não existe ou descarregá-la sem controle, sem escolher a ação correta.

8 – Acolher a raiva significa percebê-la integralmente, em seu aspecto físico e psíquico; saber que, assim como surgiu, desaparecerá, a não ser que a cultivemos. Na meditação, fazemos assim. Nos processos psicoterapêuticos há um outro caminho, como veremos a seguir.

9 – Podemos tentar buscar a compreensão psicológica de como surge a raiva, ou seja, construir uma narrativa interpretativa em que a raiva seja enquadrada. Em geral, ela surge basicamente da frustração e do medo – não se sentir atendido em suas demandas ou não respeitado em seu existir.

Nossos egos têm complexo de majestade: "como ele/ela pôde me/lhe destratar / desconsiderar / rejeitar / desrespeitar / agredir / maltratar / torturar / matar..."a lista é interminável. Se alguém me ataca, é porque basicamente não percebe nossa humanidade comum, nossa fragilidade comum, nossa impermanência comum, não percebe que somos um. Se eu reajo com raiva, é porque aceitei essa percepção do outro como verdadeira.

Buda dá o seguinte exemplo: se eu conduzo um barco num rio e vem um barco vazio na minha direção e bate no meu, não é habitual xingar um barco vazio; entretanto, se houver alguém no outro barco, vou culpá-lo pelo acidente e ficar com raiva. Posso escolher pensar, entretanto, que aquela pessoa não consegue ou não sabe conduzir o outro barco e aceitar isso como aceito o barco vazio.

10 – A raiva faz-nos sentir fortes e invencíveis. Muitas pessoas já morreram assim, atacando outros seres, sentindo-se justificadas em sua raiva e agressividade. A raiva em si não é boa nem má, é só uma energia muito potente, que podemos usar para crescer, evoluir, amadurecer. Ela nos aponta caminhos, nos oferece escolhas. Eu era uma criança com muita raiva, quando contrariada ou quando com medo. Meu pai também tinha uma raiva que eu achava descontrolada. Aos poucos fui aprendendo a reprimir minha raiva, porque tinha medo de machucar os demais ou ser machucado. Aos 11 ou 12 anos dei um soco na cara de um colega de turma, porque estava cansado de sofrer *bullying* (naquela época não se chamava assim) por ser o maior da turma e ser desafiado por todos para brigar, para serem vistos como corajosos. Eu nunca brigava, porque era medroso e não queria machucá-los ou ser machucado. Não sei se quebrei o nariz do coleguinha ou não, mas não fiquei feliz por isso, nem isso resolveu meus sentimentos de ser covarde e babaca. Vê-lo sangrando não foi legal. Ainda outro dia reencontrei-o na reunião da minha turma, após 50 anos, e ele me tratou super bem, acho que isso foi mais traumático para mim do que para ele.

11 – Sendo assim, desde que comecei a praticar o zazen, procuro lidar com a raiva como um problema meu, não do outro. Se esse outro é injusto, agressivo, opressor, devo lidar com isso da forma adequada, acionando os mecanismos sociais disponíveis. A raiva não costuma ser boa conselheira, inclusive às vezes faz com que a gente nem procure usar as proteções sociais a que teria direito, por nos sentirmos "culpados" pela imaginação de nossa reatividade.

12 – Às vezes algumas pessoas me falam: "não é possível que você não esteja com raiva agora!" Acham que não descarregar a raiva

é uma coisa *fake* de monge zen ou de psiquiatra falso self. Acho que provavelmente não percebem que não descarregar a raiva é uma escolha. Prefiro lidar com ela eu mesmo do que socializar a administração da minha raiva. E, se eu tiver que colocar um limite para o outro, provavelmente será mais eficaz se não for colocado com raiva. Minha raiva é um problema com o qual eu devo lidar – ter me identificado tanto com um sentimento que o deixo tomar conta da minha sensação de identidade.

13 – A prática me levou a não valorizar demais as expressões momentâneas dos outros. Nem as amorosas, nem as raivosas. Tudo passa. Mulheres já me chamaram de amor da vida delas para depois me chamarem de canalha. Amigos já me traíram. Poucos, graças a Deus. E tudo bem. Todas as raivas que tive não melhoraram o mundo em nada. Algumas me ensinaram muito sobre meus defeitos. Outras, sobre meus erros. E outras só serviram para me afastar da realidade.

14 – Hoje em dia meu pior sentimento nos relacionamentos não é mais a raiva, é a impaciência, essa coisa que me faz ter expectativas quanto ao comportamento alheio. No fundo, também está na raiz da raiva, que após muito trabalho virou impaciência. Eita trabalho...

Adendo em 26 de agosto, domingo, aqui em casa, em Copacabana, repousando para tentar ajudar na recuperação de uma possível patologia discal (há controvérsias médicas nesse diagnóstico) que me deixou meio fora de uso pelos últimos 15 dias, apesar de não ter parado de trabalhar.

A doença física, ao se mostrar incontrolável em sua existência, mesmo que possamos minorar seus incômodos (ainda bem!), me irrita profundamente ainda. Nessas horas aquela raiva antiga se manifesta e reencontro a onipotência ferida. De novo, no fundo o medo e a não aceitação do envelhecimento, do adoecimento e da morte. Bom, como eu disse lá atrás, a raiva mostra onde é necessário trabalhar.

Quando cuidamos de alguém, nossa raiva pode ser disparada por algo que o outro diga ou faça que pressione o gatilho certo. O problema é nosso, mas o doente, normalmente com certo grau de regressão psicológica e raiva por seu estado de impotência, pode ser capaz de invocar nosso personagem raivoso. Se isso ocorrer, lembre--se dos itens anteriormente descritos. Lembre-se que aquela pessoa sofre, que ela perdeu autonomia e provavelmente está dependente de você e de outros, e que além disso só pode descarregar suas angústias e raivas em você e demais cuidadores. Isso pode nos ajudar a fazer funcionar nossa compaixão e desarmar nossas bombas. Mas aceite seus sentimentos. Na medida do possível, trabalhe com eles, ao invés de descarregar nas pessoas de quem cuida. Se a pessoa cuidada for da nossa família ou círculo de amizade, os riscos são maiores, porque são relações em que, às vezes, já há muitos obstáculos. Tenha isso em mente e trabalhe, se possível, com um terapeuta para limpar o campo o máximo possível.

Uma outra fonte de raiva é não aceitarmos a doença, o envelhecimento e a morte. Essa fonte é comum a todos nós e depende de nosso trabalho espiritual aceitarmos a realidade da vida. A não aceitação dessas três realidades está envolvida no processo de negação a que todos nós cuidadores estamos expostos e que nos leva frequentemente a não reconhecer que necessitamos de ajuda ou tratamento. Apesar de trabalharmos como profissionais ou voluntários na área da saúde e do cuidado, temos preconceitos, como o que considera fraqueza precisar de ajuda, que transtornos mentais são frescuras e também o de que somos um tipo de pessoa que tem "superpoderes".

Tais preconceitos e estereótipos são frequentemente compartilhados por nossas comunidades e isso reforça nossos processos de negação, aumentando o risco de fadiga da compaixão ou provocando um transtorno de longo prazo, uma depressão irritada crônica, que transforma a nós, cuidadores, em pessoas cronicamente cansadas e impacientes.

Resumindo:
– listei na primeira parte deste capítulo 14 medidas práticas para aprendermos a administrar a raiva, baseadas em reflexões, autoexame e ações saudáveis;
– preconceitos e estereótipos sobre os cuidadores e seu "tipo ideal" podem nos ajudar a usar mecanismos de negação de nossos limites e dificuldades, fazendo com que tenhamos dificuldade em buscar ajuda e tratamento e prejudicando nossa ação como cuidadores e nossa saúde enquanto pessoas.

Capítulo III

Vivendo a morte e imaginando o além

Aqui no Alto do Curuzu, Itororó, estamos em 12 de novembro de 2018, mais ou menos 11 da manhã, com tempo bem nublado, 19ºC, cães deitados aqui fora, nuvens pesadas de chuva por cair... bem-te-vi chama... será pela companheira? Não sei. Será pela chuva a cair mais tarde? Um sol tímido aparece bem de quando em vez e logo logo é escondido pelas nuvens.

Meditação/religião podem ser formas de lidar com a angústia e as compulsões associadas. O zen com certeza é o tratamento de escolha quando a maior compulsão de todas está bem estabelecida: a que chamamos carinhosamente de "eu" ou nossa personalidade singular e momentânea elevada à substancialidade que consideramos (alguns de nós) ser pura arrogância.

Quando o sol aparece, tenho ganas de tirar a camiseta e sentir o calor e a luz no corpo. Mas o vento fresco e a rapidez do lusco-fusco, sol enevoado, me aconselham a não fazê-lo. Luna deitada, jogada mesmo, Caramba mais como a esfinge do Itororó. Mas foi só falar que ele foi para o seu lugar no sofá e ela veio deitar mais próxima à entrada da casa.

Lavando as mãos, lembrei que iria na nutricionista amanhã verificar o resultado da dieta que tenho feito desde o início do problema com a coluna, as hérnias de disco, vértebras colapsadas, etc. Percebo que emagreci, afinal estou sem beber álcool e comendo melhor já há dois meses hoje. Mas, como foi no começo de outubro, estou curioso para ver o que realmente se passou com o peso e as medidas. Resolvi então aparar os pelos "dissonantes" da barba, meio por vaidade, meio por TOC.

Pensava que, apesar das dificuldades inerentes à abstinência e à fome, sou uma pessoa disciplinada e determinada quando tenho um programa, uma regra a seguir, mais além do TOC, novamente. Assim a orientação do médico, a dieta da nutricionista e a vivência das dores extremas recentemente experimentadas fizeram-me cumprir metódica e rigorosamente as determinações de ambos os profissionais. Vamos ver o que resultou amanhã.*

Continuando, passou pela minha cabeça que eu era disciplinado mas não autoritário. Ou seja: preciso de uma regra, uma disciplina, um voto de ordem...

Interrupção súbita!!!!!
Neste momento tomei um susto: eu estava sentado no deque, escrevendo, e súbito ouvi um ruído muito forte, como se algo pesado tivesse batido no vidro da porta atrás de mim. Luna se levantou assustada e foi para perto da horta, onde paro o carro. Eu não entendi o que havia ocorrido, olhei para dentro de casa e os vidros estavam inteiros, sem qualquer objeto caído perto.

Até que olhei para o chão próximo da porta e tomei outro susto, soltando aquele "gritinho" que faz as meninas me sacanearem sempre. Lá estava um pássaro grande, caído. Inicialmente pensei que podia ser um bem-te-vi ou um sabiá, como os que estava escutando há pouco. Depois vi que era um pombo do mato. Peito esbranquiçado, penas do dorso e das asas cinza escuro. Parado, de pernas para cima, tombado no deque, sem respirar. Olhos abertos, fitando o vazio. Levei alguns segundos para ir buscar água, borrifei na cabeça e comecei uma massagem cardíaca, comprimindo o tórax e abrindo o bico para facilitar. Fiz um bom tempo, virei de barriga para baixo para comprimir melhor o tórax, mas não adiantou. Olhei a falta de reação, o pescoço flácido. E os olhinhos em midríase (pupilas dilatadas) total. Óbito declarado. Num segundo uma vida se foi. Agora, escrevendo, choro. Choro por ele ou ela. Choro pela família e amigos. Um segundo de ilusão e "pou!" (como diria minha neta Sunna), lá se vai numa expiração, após um TCE e/ou um pescoço quebrado, uma vida. Caralho! Nada possível além de chorar, agora.

Mas, naqueles momentos pós constatação do óbito, rezei pelo ser que voltou para a Clara Luz e fui buscar água para lavar o corpinho,

---

* Estive lá e perdi 8 kg entre 03/10 e 12/11/18.

enquanto rezava. E um paninho bordado para servir de mortalha. Enrolei o pequeno defunto, respeitosamente, e comecei a pensar no que faria com os restos mortais. Lembrei da calopsita que caíra no terreno de Eininji, há tempos, fora enterrada no quintal, com pedras em cima, para os animais não desenterrarem, e que depois ganhara uma árvore plantada. Hoje a árvore crescida lembra o ciclo da vida e morte.

Lembrei de cada moribundo de que ajudei a cuidar, de cada corpo que ajudei a banhar, dos rituais de despedida e homenagem aos defuntos. Das cinzas no altar de Jizo Bosatsu, em Eininji.

Salve Xangô meu pai, Omulu meu Senhor da vida e da morte, salve Oxalá nosso pai e Oxum nossa mãe! Salve Iansã, a que guia os eguns! Jacuacaná e Cobra Coral, meus avós, guias e protetores da floresta. Que todos carreguem com carinho aquela pequena expiração e que ela possa estar voando solta nas florestas celestiais. Sempre penso no Tequila, Naomi e Cacau, Laika, Sol e Yuki correndo nos campos do Senhor, agora com mais um pombinho para correr atrás, numa alegria transcendental.

Agora choro mesmo, soluço. Liguei o computador, só agora, meio-dia, para carregar o celular. Mas não abri nenhuma tela. Só entrou direto o Accuradio, o Spa Channel de sempre. A música que toca chama-se *Fear & Tenderness*, ela que acompanha meu choro. É de um artista chamado Mars Lasar.

Luna deitada aqui na sala, no assoalho próximo à mesa em que escrevo agora.

Aquela visão descrita logo acima, dos campos do céu com os bichos alegres, entidades bacanas, enfim, nossos amados falecidos, também brincando em suas formas escolhidas, é a minha visão do pós-morte. Como tudo é criação mental, segundo minha experiência meditativa e os sutras, registros de mais de 2.600 anos de investigação mental através da prática de meditações, escolho essa criação como minha criatura e crença. Crença é quase criança. É assim que sou por dentro, fora dos papéis que me atribuo e me atribuem.

Creio que encontrarei em breve (não se assuste: "breve" no sentido do "sem-tempo" onde se manifesta o eterno em nós) todos os meus falecidos queridos – mamãe, papai, Marcinha, Vó Maria, vó Júlia,

Tequila, Naomi, Cacau, o canarinho da infância, a cadela Diana da minha infância no sítio do meu pai, o Sol, D. Linda, Lorena, Feliz, Adriana, Eric... o pombinho de hoje também. Os guias, os orixás, enquanto forças da natureza corporificadas, Nª. Sª. da Cabeça para me colocar no colo, meu anjo da guarda, para quem rezo há 57 anos sem saber seu nome, Jesus e Buda, fora o Senhor Avalokita, o Buda da Medicina, Yakushi Nyorai, e São Francisco de Assis, que eu quero abraçar...
Enfim é assim que vejo/sinto/creio nesse mais além. Por isso disse que sou uma criança por dentro. Sou um adulto funcional, mas sei que sinto falta do colo da minha mãe, daquele colo que me acolhia nas noites de medo/angústia, do perfume daquele colo macio e protetor onde eu sempre cabia. Posso abraçar e ser abraçado hoje, mas a consciência dessa falta primeva não me permite confundir os momentos atuais de carinho/amor/confiança/acolhimento com aqueles momentos de antanho. Sei que o que permite hoje eu poder dar e receber esse amor, acolhimento, continente, suporte, foi ter tido aqueles momentos, vivências com a minha mãe. Muita gratidão, D. Maria do Carmo, a senhora me criou uma pessoa com amor, a senhora foi uma bela mãe. Caraca, o pombinho me fez voar longe.

Volta ao escrito anterior ao evento...
Ainda não. Tinha parado no pequeno defunto envolto na mortalha. Resolvi enterrá-lo na pequena faixa de terra depois do deck. Apesar da coluna, peguei um ancinho mais velho lá detrás dos caixotes e abri uma covinha. Depositei lá nosso pequeno cadáver, cobri com terra e coloquei um pedaço de mármore à guisa de lápide, para evitar que algum bicho desenterre, até o Rainer colocar umas pedras e plantar algo.
Aí voltei para escrever, agora sim volto ao momento anterior ao susto.

Sim, um voto para seguir e cumprir. Quando isso existe, consigo ser disciplinado. Mas não obedecer só porque alguém mandou. Nem sei mandar só por mandar. Isso talvez seja um defeito para um pai ou um líder, que às vezes tem que ter voz de comando, decidir que caminho tomar, o que fazer e o que não fazer, mesmo que não existam regras claras sobre aquele tema e momento. Nos últimos 38 anos, desde a concepção da Carol, e depois nos últimos 23, desde a formalização da sanga zen, tenho sido aluno, continuamente num aprendizado de como ser pai e orientador. Ainda assim, dizer por aqui ou por ali, sim ou não, é difícil para mim, quando não tenho um manual. Acho que por isso adorei ajudar a construir o Manual de Eininji.

Então: como sou disciplinado, quase portador de TOC, seguir as regras prescritas por médicos e outros profissionais de saúde não me é difícil. A Marcia dizia que não tinha sido eu a escolher o zen--budismo, era o zen-budismo que tinha me escolhido, ao esbarrar comigo. Ela me achava o protótipo do samurai disciplinado.

Nesse sentido, a prática zen pode ser um remédio eficaz para os transtornos compulsivos, contanto que a pessoa possua um eu razoavelmente bem formado, com contornos claros, sem grandes rachaduras. Se não for assim, não funciona, porque Zazen não é isento de riscos e a desconstrução de um eu frágil é extremamente perigosa. Meditação geralmente é considerada uma atividade ou benéfica ou inócua, mas não é verdade. Qualquer tipo de meditação pode aumentar a intensidade de angústias presentes ou facilitar estados dissociativos.

A capacidade de ser continente para sua própria angústia, sem que isso demande mecanismos de defesa patológicos, depende de experiências infantis precoces com uma mãe/cuidador(a) suficientemente boa (Winnicott). Por outro lado, isso é um fio de navalha, porque a experiência também demonstra que experiências precoces de sobrecarga de prazer e proteção podem estar envolvidas na gênese de quadros de ansiedade de separação (Bowlby) e por conseguinte de recurso aos comportamentos compulsivos, buscando satisfação e encontrando apenas gozo (Lacan). Aqui, como no darma, melhor é o caminho do meio. Zazen nos leva de encontro a essa angústia mas, se a suportarmos e acolhermos, se nosso eu aceitar com equanimidade, paciência e determinação a vivência do Zazen, uma outra vivência terá a possibilidade de se expressar através de nós.

Então seremos o canal para essa experiência de natureza búdica, iluminação, atividade não dividida, vida e morte, terror e beleza, sol e chuva, tudo se manifestando mais além da dualidade na eternidade que é cada momento, junto com todas as criações/criaturas que foram, são e serão. Gozado. Escrevo como quando escrevia aos 13 anos, no centro de mesa, na casa da avó do Vinícius, D. Marie, uma francesa bem pequenininha (Vinícius era meu melhor amigo na minha adolescência). Ela me apresentou ao kardecismo, através da prática da mediunidade na mesa, no grupo que se reunia semanalmente lá, e do estudo em seguida do livro Espiritualismo evolucionista, escrito pelo General Lannes, avô do Vinícius, marido dela (mais idoso ainda, raramente participava). Acho que moravam na rua Cinco de Julho, próximo ao Vinícius e a mim. Ia com o uniforme do ginásio. Minha mãe deixava, porque conhecia a família do Vinícius e afinal meu pai era da umbanda. Mas os avós do meu amigo não usavam a palavra "espiritismo", usavam espiritualismo, porque a outra palavra denotava uma coisa mais "primitiva"(no fundo acho que rolava um preconceito de classe/raça quanto às práticas do espiritismo/umbanda/candomblé).

Acho que aprendi a gostar do que escrevia lá nesse centro, porque escrevia sem pensar e com escrita rápida e aí as pessoas liam e gostavam. Não sei se era mediunidade ou não, mas o fato é que meus melhores escritos e falas em geral são assim sem pensar. Como escrevi este texto que agora, transcrevendo, até vou burilando, acrescentando. Na minha religião atual, digo que é o darma se manifestando, canalizando através de mim. Temos um grupo de aprendizes de professores do darma na sanga e outro dia o Roberto (taxista), irmão na Ordem e amigo, teve um fenômeno parecido no grupo. Ele mesmo estranhou. Mas, seja lá como for, é assim que funciona, seja mediunidade, corporificação do darma, intuição... não importa, pelo menos para mim, o nome.

(A Luna e o Caramba acabaram de voltar de uma corrida de dois minutos atrás de algum "invasor". Sempre voltam o mais rápido possível e passam a maior parte do dia e as noites inteiras deitados, com intervalos para as necessidades fisiológicas, comida, água e muita massagem e muito carinho. Realmente não sou o chefe, mas sou o recurso, aquele que não deve ser largado e deve ser protegido.

Acho que me vejo assim em geral, embora possa querer fazer valer uma autoridade eventualmente.) Para compulsivos com um eu menos integrado, podem ser úteis religião e/ou a prática de meditações, mas têm que ser práticas mais orientadas, guiadas, focadas em objetivos claros, tendo líderes ou grupos com autoridade reconhecida, missão e valores definidos. Deve se formar um vínculo transferencial que sustente a abstinência. No caso das meditações, deve haver mantras/visualizações. Os líderes e o próprio grupo de prática devem dar respaldo e exemplificar os comportamentos prescritos.

Quanto à promessa de uma vida melhor depois, para alguns realmente faz diferença; observo isso ao acompanhar pessoas que estão morrendo. Para mim é uma crença que conforta. Talvez só sirva para os mais infantis no coração, como eu. Convivo com essa criança crente que busca o colo da mãe em Nª.Sª. da Cabeça e a força e o axé do pai em Xangô, Jacuacaná e Cobra Coral, com reverência e respeito a Omolu, um pai misterioso e silencioso, o que dá saúde e doença; a Exu que, como Heimdall, é o governante/vigilante dos caminhos, encruzilhadas e portais dimensionais; a Iansã, a senhora que conduz os mortos para Omolu, e a São Francisco de Assis, o melhor exemplo de bodisatva que conheço, depois de Buda e Jesus (mas S. Francisco sempre me dá a impressão de ser mais fácil de imitar). E, ao mesmo tempo, sou o adulto que cuida amorosamente, o bodisatva samurai leal aos professores e ao darma, que tem como ideal o ser que não reclama, que está presente com inteireza e no presente faz acontecer o que deve ser, aquele que realmente pratica o não saber quanto ao futuro e confia em sua própria força. Sou essa contradição ambulante. E espero correr nos campos do Senhor com Luna, Tequila, Caramba, Dô, Guen, Dana, Kali, etc. etc.

Às vezes acho que os mais adultos ainda que eu no meu mais adulto, aqueles mais racionais e materialistas, ateus, devem ter sofrido alguma grande decepção em algum momento da primeira infância. Passaram a achar que só podiam contar consigo mesmos, ou com o que existia de forma palpável. Em geral, acabam ficando isolados quando persistem nessa crença, ou se integram a um grupo de pessoas com ideologia semelhante, numa espécie de "igreja", com seus sacerdotes e santos. Não é uma crítica, é uma hipótese clínica, sem juízo de valor. No reverso, poder-se-ia dizer que gente como eu nunca abandonou a fantasia do Grande Outro que nos salvará, amando para sempre. OK. Se for isso, tudo bem, não fico triste por meu funcionamento egoico ter uma explicação plausível. E rezo para que todos nós, crentes e ateus, possamos ter paz, harmonia, serenidade.

Lembro que eu sacaneava o Feliz, nosso saudoso irmão, porque tinha um retrato de Stalin no altar, junto com Buda. Que bom que podíamos brincar com isso sem termos de brigar ou assinar um termo de consentimento informado para fazer *bullying* um com o outro. Outros tempos.

Quanto a mim, infantil que também sou, preciso de colo e de crenças, que me ajudam e servem de apoio para a construção, aqui e agora, de um mundo mais justo, onde os que mais precisam de apoio e sustento, seja material, seja espiritual, possam recebê-los dos mais dotados de força, resiliência e compaixão, onde os oprimidos possam se libertar, onde os bodisatvas sejam canais e guerreiros do darma, acolhendo sua humanidade com carinho e firmeza para que possam ajudar todos os seres a expressarem seu potencial de vida e criação. Quando chamei nossa ordem de Ordem dos Hospitalários no Darma, quis expressar essa vinculação aos antigos Hospitalários de S. João, que construíam hospitais e amparavam peregrinos para a Terra Santa, que eram guerreiros espirituais (ok, sei que havia os que se corrompiam, não é privilégio dos cristãos se perderem de seus ideais).

Resumindo:

– temos a possibilidade de viver pequenas mortes todo o tempo e assim vamos treinando para mortes mais impactantes, como a nossa própria;

– fazer votos nos ajuda na autodisciplina e na criação de rituais saudáveis para a vida e para o morrer;

– a meditação nos ajuda a desenvolver a capacidade de sermos continentes para nossas angústias;

– imaginar um além faz parte da nossa capacidade criativa. Pode ser útil e consolador para algumas pessoas no processo de vida, morte e luto. Como cuidadores, nosso papel não é induzir nas pessoas que acompanhamos crenças estranhas a suas experiências, mas devemos respeitar o que nos contam e ajudar essas pessoas e suas famílias a lembrarem e a desenvolverem rituais religiosos ou leigos para o cuidado do moribundo, a despedida, e o cuidado do corpo e o luto;
– meditar é o pré-requisito principal para podermos ser cuidadores contemplativos, aqueles que contemplam e ajudam os seres a contemplar seus processos de vida e morte.

Capítulo IV

O cuidado do outro como caminho para a construção do si mesmo

Estou escrevendo às 19h20 deste domingo, no Alto do Curuzu, Itororó, 25/11/2018. Chove torrencialmente aqui. Como digito depois de escrever à mão com caneta tinteiro (ritual) no meu diário do momento, um vermelho tipo Moleskine, o diário eletrônico nem sempre vai bater com o de papel.

Paula, minha filha mais nova, psicóloga como Beatriz sua irmã, me disse que eu precisava voltar para a análise, porque ficava escrevendo diários para elas ou para outros leitores. Disse a ela que, se fosse me consultar, não escreveria. E naquele momento não queria me tratar, estava vivendo a fantasia do aposentado (pelo menos semi) escritor. Afinal já publiquei dois livros, plantei árvores e criei filhas.

Quando eu era criança, além de assistir *National Kid*, *Flash Gordon* seriado e *Vigilante Rodoviário*, via alguns programas de TV nos sábados e domingos com minha mãe e tia, e às vezes amigos delas, e acho que num deles essa frase sobre o que caracterizaria um homem completo foi dita e me marcou. Acabou que, em novembro de 2019, voltei para a análise devido a uma crise de angústia mais intensa, e ainda bem, pois tinha esquecido como podia ser legal ter uma escuta acolhedora e que me fizesse refletir. Minha filha tinha razão.

Voltando ao tema: meu segundo livro foi um diário e este terceiro também está nesse estilo. Não sou um literato nem erudito em letras, então o estilo confessional é o que mais funciona para mim. Ficção nem pensar. Poesia tentei escrever várias vezes e estão muitas delas guardadas, mas acho que era mais prosa em forma de versos que verdadeira poesia. E também confessional.

Proust não escreveu *Em busca do tempo perdido* em um monte de volumes, descrevendo até madeleines da infância? Outros escritores, como Elias Canetti, também o fizeram. Com isso traçaram um perfil de sua personalidade através de suas memórias, mas também um perfil do seu tempo, da sociedade onde viveram. Marco Polo foi outro, assim como de certa maneira os evangelistas. Enfim, não é uma justificativa, é uma explicação. No dia 17 de novembro, há uma semana atrás, escrevi:

"*Mania de escrever. A ideia é ter um leitor ideal na minha cabeça, no meu coração. Talvez minhas filhas, minha neta... Pelo menos terão uma visão do que habita em mim. Queria ter conhecido melhor meu pai e minha mãe. Enfim. Chove agora, dia cinzento sobre o verde. Belo, solene, antigo. Deixa secar.*"

Pois então. Sem pretensão de ser um Proust tropical, nem nenhum outro modelo. Talvez o mais próximo seja Marco Polo, pela descrição do mundo interno mais do que do externo. Obrigado a vocês que são minha plateia inicial. Espero que mais gente me leia no futuro, para não acabar como aquele personagem em *Vicky Cristina Barcelona* que escrevia, escrevia e não publicava.

Tem sido um final de semana de meditação e reflexão. Ter ficado raivoso com os últimos acontecimentos no templo e na sanga (nada de terrível, confusões neuróticas que não cabe tratar aqui) foi muito esclarecedor. Também pude ver com mais nitidez a relação entre o peso carregado a mais, física e mentalmente, pela onipotência de querer tudo resolver, a angústia pela abstinência dos escapes habituais (comida, álcool) e os problemas de coluna, em parte certamente genéticos e decorrentes da idade, dos exercícios praticados aleatória e eventualmente e dos maus hábitos posturais, mas disparados provavelmente pelas questões psicológicas citadas logo atrás. A frase ficou confusa, mas essa foi a confusão que provocou a dor insuportável das hérnias discais lombares e das vértebras deslizadas e colapsadas.

Não usar os escapes e distrações habituais me permite observar melhor os sentimentos que aparecem a cada momento. E com raiva e angústia estou sempre aprendendo a lidar. A angústia está se tornando aos poucos mais amiga. Incrível como a comida é um vício. O álcool pode ser mais óbvio, mas a comida é mais difícil de lidar, porque não se pode parar de comer, o que implica num processo de reeducação alimentar penoso em qualquer idade, mas que aos 62 foi bem duro. O fato é que a renúncia às saídas habituais me forçou a encarar a realidade. Paralelamente, fiquei mais atento e passei a enxergar melhor os movimentos no consultório e na vida. Isso pode ser meio chato para alguns pacientes – já ouvi nesta semana um comentário de que estava menos amigo e mais terapeuta mesmo – e alunos. E ao mesmo tempo me leva a investigar como e por que assumi alguns pesos excessivos na vida, considerando as pessoas em volta mais capazes do que efetivamente são, delegando tarefas que não são realizadas e que me voltam muito pioradas, ou considerando-as menos capazes do que são, assumindo coisas desnecessariamente, carregando os pesos delas e enxugando gelo.

Muita chuva agora. Espero que as pessoas que vivem em situação de risco aqui e nos demais municípios serranos não sofram mais.

Sonhos, reflexões, *insights* enquanto cozinho, limpo, me alimento e simplesmente contemplo os mundos interno e externo. Na sexta à noite estive numa palestra, na Sociedade de Psicanálise da Cidade do Rio de Janeiro – SPCRJ, sobre a busca do objeto. O palestrante, psicanalista de São Paulo, Décio, trouxe ideias interessantes, bem expostas, um bom teórico. Vou escrever um pouco sobre esse tema, tendo que recorrer eventualmente a uma linguagem talvez esotérica para os menos habituados a uma reflexão mais teórica sobre nosso funcionamento mental. Tentarei não complicar demais.

Paula nos fez, a mim e à Beatriz, comparecer a essa noitada psi. Foi interessante também, porque lembrei da razão principal que me fez largar esse mundo. Não tenho tesão em teoria psicanalítica (e na verdade em qualquer teoria). Acho bem bacana quem tem e desenvolve essa vertente, isso certamente é útil para ajudar os clínicos a refletirem sobre seu trabalho e melhorarem-no. Gilda (Sobral Pinto), minha antiga supervisora e orientadora estava lá e ficou toda feliz em me ver; mas realmente hoje em dia trabalho primordialmente como psiquiatra, usando tudo que vivi e aprendi nas análises, supervisões e aulas, tudo integrado de tal forma que para teorizar sobre o que faço e como faço, seria necessário um trabalho que não quero ter, pelo menos agora. Além disso, não tenho o rigor necessário para ser um teórico acadêmico da psicanálise, nem a paciência para ser um psicoterapeuta stricto sensu. Sou um bom clínico, mas mais pelo caminho da intervenção integrada psiquiatria/psicoterapia, resultado de mais de 40 anos de experiência clínica como paciente e terapeuta.

Foi bom rever a Maria Eugênia, minha última analista, antes do atual, e hoje amiga minha e das minhas filhas, pessoa muito especial e excelente profissional, a Gilda e a própria SPCRJ. E constatar que minha escolha foi correta. Voltemos ao tema da psicanálise que se dedica ao estudo das relações de objeto. Achei a ideia do "objeto transformacional" bem criativa.

Vem de um autor chamado Bollas, muito rico em poesia e estética, que acabei de descobrir ser também pintor e doutor em literatura (https://www.febrapsi.org/publicacoes/biografias/christopher-bollas/). Ele fala da busca do objeto como busca da transformação, de libertar o que há do ser em potencial, do prazer como efeito colateral dessa busca, provocada pelo princípio da realidade, que nos diz que, sem o encontro com o outro, não haverá vida possível. O apego ao princípio do prazer seria resultado de um fracasso nessa busca, levando a comportamentos compulsivos. Se é que entendi bem. Gostei disso, faz sentido com o que observo em mim e na clínica. Gente compulsiva tende a repetir situações/coisas/objetos do mesmo jeitinho, sempre para não sair da zona de conforto, não permitindo nenhuma transformação em si mesmo, o que talvez seja provocado pelo medo da perda que toda transformação implica (esta observação sobre compulsão é minha, não foi dita na palestra, assim como as conclusões a seguir). Essa seria uma "resistência", por assim dizer, ao devir desse objeto si mesmo.

O objeto si mesmo seria uma ficção que usamos para viabilizar a autorreflexão e a consciência, deixando vir à tona, emergir, nas condições mais saudáveis, nossas diferentes potencialidades a partir do encontro com o outro, um tipo de encontro feliz a la Spinoza, não importando se o outro é um cachorro, uma pessoa, um câncer, a morte ou o orgasmo. É sempre a possibilidade da transformação e talvez daí advenha o prazer, um prazer de se sentir e se saber um fluxo, um movimento de mudança, expresso aqui e agora por uma singularidade momentânea da ilusão que chamamos de "eu".

Também foi interessante a ideia das marés, fluxo e refluxo, encontro e separação, fala e silêncio. O silêncio como fundamental para a existência saudável. A capacidade de estar/ser sozinho como essencial para que seja possível uma comunicação efetiva. Esta parte acho que não era do Bollas, é algo mais baseado em Balint e Winnicott.

Minha primeira analista, a Maria Adelaide, apesar de kleiniana na origem, foi aos poucos se soltando desse modelo; afinal trabalhamos juntos durante 13 anos, ela foi meu modelo de analista e de pessoa humana. Devo mesmo muito a ela, pena que morreu num CTI sem que pudéssemos nos despedir decentemente, não estava consciente no hospital – tinha uma DPOC oriunda de um tabagismo intenso e antigo. Mas o que ia comentar é que ela me falou de um livro do Balint sobre nômades e sedentários, numa tentativa de teorizar sobre vínculo e separação. Nunca encontrei esse livro.

Quando escolhi livros em sua biblioteca, naquele período final de vida em que, já doente, distribuía seus objetos, não me lembrei de procurar esse, acho que fiquei meio chocado por aquela pessoa poder ter clareza sobre estar morrendo e querer me dar algo, ao invés de estar preocupada com seu estado. O exemplo do cuidado e da generosidade até o final foi ímpar, e antecedeu em muitos anos meu encontro com o *Presente no Morrer* e a consciência de que **o cuidado com o outro é o cuidado verdadeiro do si mesmo.**

E aqui estou eu, sozinho mas não solitário, existindo em todas essas pessoas e narrativas. Narrativas que não têm começo nem fim, são fotos da eternidade de um ângulo momentâneo. Preciso deste espaço-tempo para buscar a construção de um sentido para tudo isso. Para Paula, filha querida, diria então, à guisa de resposta, que na verdade estou compartilhando meu processo de autoanálise. Levei mais de 17 anos de análises de várias escolas, analistas, supervisores e terapeutas corporais para construir um analista razoável deste si mesmo, e mais de 26 anos meditando para desconstruir cada crença neste si mesmo. Nesse pêndulo existo, para cá e para lá, na medida do impossível. Obrigado, Paulinha e demais leitores, por serem minhas testemunhas. Sem um analista externo, uso esse(a) grande leitor(a) como ouvinte que fantasio impassível e imparcial.

Não sei se o Bollas e demais autores, além do palestrante, concordariam com todas essas viagens, minha forma de interpretar o que ouvi dizer pelo Décio e integrar tudo isso com esse fluxo que me permito um tanto arrogantemente chamar de meu si mesmo.

Resumindo:

– a auto-observação e a autoanálise são fundamentais para a construção de um si mesmo contemplativo, que permita ao cuidador exercer cuidados contemplativos;

– para que a auto-observação e autoanálise sejam aprendidas, é necessário que busquemos professores, ou seja, terapeutas que nos cuidem e, cuidando, nos ensinem;

– o cuidado do outro é o cuidado do si mesmo; cuidando do outro construímos a nós mesmos e deixamos fluir nossa natureza compassiva básica;

– para que possamos nos transformar, mantendo-nos vivos na possibilidade de desconstrução/construção permanentes, faz-se mister buscarmos os encontros plenos, aqueles que nos retiram de nossas zonas de conforto.

Capítulo V

O que nos une diante do morrer

Em dezembro de 2018, entre o Itororó e Copacabana, preparei uma fala, apresentada depois, em 23 de maio de 2019, em uma jornada de cuidados paliativos em St. Gallen, na Suíça alemã. O título é repetido neste capítulo.
Dezembro de 2018. Apesar de muitas práticas, contemplações, ou talvez por isso mesmo, lidando com angústias, tristezas... a prática do fim do ano, no Natal e no Ano Novo. Uma olhada geral, a soma de todos os lutos, a percepção da tristeza.
 Interpolando aqui o sonho dessa noite, era dia 29 e estava passando a limpo para o computador o diário vermelho; aí, neste instante, lembrei de um fragmento onírico: estava dormindo – no sonho também – e acordava chorando. Aí aparecia no quarto o Rubem Alves e eu comentava com ele como era triste o estado atual da nossa sociedade, pessoas vivendo nas ruas à míngua, violência, desamparo, falta de noção, e como isso me afetava, me entristecia. Ele dizia que a ele também, mas tinha um aspecto mais tranquilo em sua dor. Acho que são dois aspectos da dor como vivida na minha pessoa naquele momento.
 Cheguei a achar que podia estar deprimido. Acolher a tristeza do monge zen e psiquiatra é complicado; às vezes, a tentação de psicologizar e/ou medicalizar é grande, mas também me pergunto sobre o quanto de onipotência (narcísica) está presente e pode atrapalhar, tornando-se um obstáculo para pedir ajuda. Neste capítulo uso sonhos e autoanálise para exemplificar como um cuidador contemplativo pode se examinar e se tornar mais eficiente em seu trabalho. Escrevi para minha professora Joan e ela me respondeu. Essa relação com minha mestra, tanto como objeto psíquico de conversas pós-zazen quanto troca de mensagens eletrônicas, é uma fonte de ajuda nessas horas. Sessões de terapia são outra fonte de apoio e autoconhecimento.

Estou num momento de autocuidado. Perder peso tem sido legal, a pressão baixou, sinto-me mais bem disposto, mas a sensação e a visão das dobras de pele flácida com gordura abdominal aderida me entristecem. Sou mais vaidoso do que queria acreditar. Envelhecer é desagradável. Dores, disfunções e estética duvidosa. Ações afirmativas da terceira idade podem ser interessantes para reforçar a positividade, mas cá entre nós, são um consolo pífio. Envelhecer razoavelmente saudável é um privilégio, não resta dúvida, e é melhor do que morrer, pelo menos na minha visão. Mas é algo como morar numa casa velha, com infiltrações, cupim, mofo, circuitos deficientes. Uma casa novinha em folha é melhor, galera!

Na jornada de cuidados paliativos da qual participei na Suíça, em maio de 2019, falei sobre atenção plena e presença integral como pré-requisitos para se acompanhar algum ser moribundo. Atenção plena possibilita estar completamente presente. Exercitando-nos assim, conseguimos ir desconstruindo o apego a identidades momentâneas que precisam ser acolhidas e respeitadas, mas não cultivadas. Para se morrer em paz há que se abrir mão dos apegos às identidades e seres por elas representados. Para se acompanhar moribundos também.

Aprender a nos observarmos e aceitarmos torna possível nossa preparação para aceitar e acompanhar esse outro que morre diante de nós, nosso guia e professor nessa tarefa. Valorizar seu papel para nós, honrar o privilégio de acompanhá-lo. Mesmo quando a doença e/ou decadência mental tornam a comunicação consciente difícil ou impossível, nossa presença firme reafirma o humano que se manifesta nessa relação, onde momentaneamente alguém se percebe como vivente, alguém como moribundo. Como dizia Dogen Zenji: "a questão da vida e morte é de importância suprema. Não desperdice sua vida."

Nossas onipotências são desconstruídas e reconstruídas nessa dança. Frágeis, vulneráveis, falíveis, belos e horríveis que somos, nos manifestamos nesse círculo da prática contínua. Todos, todo o tempo. O zen só reconhece e nomeia isso. Mas a prática, essa prática da vida e da morte, está sempre se manifestando através de nós.

Outro fragmento de sonho, em que um pastor atravessava um riacho com um rebanho de palavras (!?); visivelmente eram pequenos animais, do tamanho de ovelhas mesmo, palavras apascentadas pelo pastor. Dormi de novo e só acordei às 08h00. Lembro de outro fragmento onírico, em que descia de um alto para um vale por uma escarpa montanhosa. Era o último do grupo, do qual creio que o Vinícius (meu melhor amigo na adolescência) era o líder, e quando conseguia chegar no plano o grupo já tinha sumido, eu descia muito devagar pelo medo de cair. Eu me sentia zangado por ter sido deixado para trás, mas olhava e via que estava chegando numa casa térrea, mas bem comprida; era uma escola para crianças pequenas, tipo maternal/fundamental, onde me esperavam para algum tipo de palestra/atividade como monge e psiquiatra, talvez uma sessão de meditação. Aí seguem várias cenas e detalhes sobre a escola, as crianças, as professoras, as salas e seus móveis, e a volta para o local de onde tinha partido no início, mas de carro.

Tinha um momento em que apresentava minha "esposa" para professoras que eram pessoas antigas na minha vida, algumas tipo professoras mesmo, outras amigas da minha mãe. Neste sonho aconteceu algo frequente nos meus sonhos: quando aparece minha "esposa", o rosto fica sempre "fora de foco", por isso coloco entra aspas. Às vezes parece ser a Ângela Campos, mãe das minhas filhas, mais frequentemente a Ângela Lins, minha segunda esposa, raramente a Marcia (e nesses sonhos a imagem fica mais nítida) e também raramente a Lydia, minha namorada mais recente e atualmente uma amiga – irmã querida. Talvez seja a representação do feminino para mim. E as professoras mais velhas e amigas da minha mãe uma representação da mãe sábia e acolhedora, que continua nessa escola lidando com meus aspectos infantis. Até colaboro nessa função, a partir do lugar do adulto que existe em mim e posso, quem sabe, ajudar no cuidado dessas crianças – por exemplo, o sentimento de rejeição e o medo que aparecem no início do sonho. Quando isso é resolvido, posso voltar de carro para o local da partida. Isso me dá a sensação de uma coisa cíclica, os altos e baixos do lidar com os movimentos cognitivo-afetivos desta existência.

Aos poucos vai tomando forma no meu pensamento uma concepção de "lugares de identidade", formas de organizar o espaço psíquico em torno de um ponto focal, lembrando algo que li do arquiteto japonês Kengo Kuma. São lugares de identidade, quando olho do ponto de vista de um observador suposto substancial, ou "lugares de identificação", se olho do ponto de vista de um movimento, de uma ação existente sem substância, acontecimento.

Isso vem de uma mistura de noções de "objeto" psicanalíticas com conceitos budistas como "anatman", a ausência de substância. Então, por exemplo:

1 – o lugar do "feminino": coloco nesse lugar os rostos das mulheres significativas na minha narrativa afetivo-histórica;

2 – o lugar da "anciã": a mãe, a professora, a que cuida de mim criança, eu mestre também, com características femininas e masculinas do pai;

3 – o lugar da "criança": a filha, eu criança, a que deve ser cuidada e educada;

4 – o lugar do "sentimento de rejeição": a identificação com o sentimento (ação de sentir) de ser deixado para trás, ser deixado por último no sonho; identificação com o sentimento de ser abandonado por quem se separa de mim ou por quem morre. Quando olhado pelo viés da identidade, lugar da criança;

5 – o lugar do "sentimento do luto" – a identificação com o fluxo da tristeza pela perda daquela coisa/pessoa/situação, vivida como posse e apego reconfortante diante da angústia característica da existência humana.

Essas identidades e identificações, intercambiáveis, segundo o ponto de vista do olhar que adotamos, são mantidas por conta de mecanismos de defesa. Esses mecanismos de defesa, quando não são usados para evitar ou fugir da realidade, mas para construir um lugar possível de existência em meio à angústia, são necessários para se viver. Se usados de forma a recuperar e manter a ilusão onipotente narcísica de um certo momento da infância, tornam-se patológicos, aumentando a dor que pretensamente evitariam.

Os mecanismos de defesa básicos desta identidade narrativa que chamo de "eu-alcio" seriam:

1 – do ponto de vista da identidade, a recuperação de algum grau de segurança através de uma construção cognitiva-afetiva darma--psicanalítica que me dá uma sensação de paz por ser *all-inclusive*,

ou seja, nela tudo se encaixa, até a falta de sentido da existência e a angústia da condição humana associada a essa existência sem sentido imanente, à qual atribuo sentido através das ações que desencadeio neste mundo de relações;
2 – do ponto de vista da identificação, a tentativa de recuperar a completude narcísica através das atuações compulsivas. Comida, bebida, sexo, tornam-se "soluções" para a angústia, soluções irresponsáveis, como se não tivesse que responder por elas diante deste si mesmo, negando as consequências físicas e psicológicas das atuações. Este segundo mecanismo resvala mais rápido para a patologia que o primeiro. Ultimamente, talvez por essa maior consciência, tenho tido mais angústia e menos atuações compulsivas. A dieta e a relativa abstinência de álcool, junto com a vivência da impotência corporal e psicológica diante da velhice, doença e morte, me colocaram de novo diante dessa tarefa que me persegue desde os 5 ou 6 anos de idade: fazer sentido nessa narrativa que chamo, alternadamente, de eu/vida/darma.

Buscar cuidados médicos é uma consequência de revalorizar este precioso nascimento humano, através do primeiro modo de orientação do bodisatva, o ato de dar – dar cuidado amoroso para este momento chamado "si mesmo" a fim de que ele possa cumprir suas funções de cuidado dos "si outros" na rede de relações que chamamos de realidade.

Fechando estas reflexões, creio que só agora estou completando a vivência do luto aberta pelo falecimento da Marcia e ampliada pelo da minha mãe um ano depois. "Completar" não quer dizer "resolver" nem "eliminar". Significa poder incluir essa vivência nessa tessitura, nesse rebanho de palavras que o pastor apascenta numa narrativa coerente, o que posso chamar e sentir como um si mesmo mais integrado.

Complexo, mas necessário para entendermos as questões da identificação/identidade entre cuidador/moribundo, do papel da atenção plena/presença na observação do si mesmo e do si outro no processo de morrer ativamente nos dois polos, e da integração das vivências do luto renovadas a cada morte vivida como cuidador/acompanhante em nossas narrativas pessoais.

Resumindo:
– Insatisfação com a natureza humana – sofrimento para Buda; tendemos a achar que comida, álcool, drogas outras, etc., podem suprir. Mas não. É o sentimento onipresente, se renunciamos à satisfação fantasiada nas compulsões atuadas;
– renunciar significa aceitar a realidade, portanto acolher a angústia. Fácil de falar, muito difícil e sofrido de fazer. Abrindo mão da pseudossatisfação, encontramos de cara a angústia;
– aparecem modos de defesa organizados em comportamentos/ sentimentos disfuncionais;
– o luto como forma de atribuir a insatisfação à perda de alguém/algo. Ligamos uma representação psicológica objetificada a esse sentimento difícil. Na verdade, já estávamos insatisfeitos antes, durante e depois;
– alguns pontos importantes sobre fronteiras e limites para cuidadores contemplativos atentarem, sob pena de dificultarem ou até inviabilizarem seu trabalho:

Fronteiras das identidades
sujeito – objeto
históricas entre as narrativas que chamamos "culturas"
de gênero
religiosas
dos estereótipos
de classe
das próprias crenças

– finalmente, as fronteiras todas como criações mentais, a mente como criação e a prática como preparação: terapia e zazen em ação. Presença e atenção plena como pré-requisitos para acompanhar moribundos.

Capítulo VI

Administrando a angústia

Um *Em busca do tempo perdido* nativo ou sessão pretensão. Conversando com aquele querido paciente citado no início, já falecido, trocamos ideias sobre escrever obras memoráveis em forma de diário. Para quem não é escritor, como eu, é a forma ideal. Pois é. Sempre escrevendo, quando tenho oportunidade, inspiração e vontade de compartilhar com você, meu(minha) leitor(a) preferencial. O português dá trabalho com essa história de concordância nominal. Tem gente que escreve blog e aí tem leitores instantâneos. Eu não. Prefiro compartilhar depois. E-mail, livro... sei lá. Talvez ninguém leia e suma, qual milhares de tabuletas cuneiformes sumiram na Mesopotâmia. Sumir qual sumiram os sumérios. Não resisti à assonância e aliteração combinadas.

Fato é que hoje se juntaram alguns eventos e vale a pena registrar as reflexões. Eu medito o dia inteiro. Habito sempre os dois mundos. Vivo, sinto, acolho, às vezes sofro, às vezes gozo e observo. E vivo entre esses mundos, num bardo. Quando chego no Alto do Curuzu, junto os dois mundos. Os cheiros, os tatos, as visões, tudo se soma, tudo é tudo, tudo é nada. Floresta, beija-flor, grama, sol, formiga, cães familiares, caderno de escrita, incenso, comida, pratos a lavar, pratos lavados, ronco do Caramba, Luna relaxada, eu meio aqui, meio lá.

Então.

Um dos meus pacientes mais recentes morreu há dois dias. Nada inusitado: cuidados paliativos, câncer de fígado metastático. Realmente descansou, aos 87 anos, sem eufemismo.

Ainda no Rio, fui comprar um remédio na farmácia. Quando cheguei na caixa, a moça, de uns vinte e tantos anos, de cultura diferente da minha, perguntou, apontando para minha nova tatuagem, "ah ela é nova, né (estava com creme), quer dizer algo?" Expliquei para ela que se tratava de pictogramas das Ilhas Marquesas (trabalho admirável do Roberto, da Tatoo Brasil), falando de um mensageiro entre o mundo dos vivos e o mundo dos mortos, e que tinha a ver com meu trabalho. "Qual trabalho?" Cuidados contemplativos. "Que é isso?" Falei que tentava ajudar as pessoas a morrerem melhor. Ela, com os olhos arregalados, disse: "Como assim??? O que você faz?" Um coroa de camiseta e cheio de tattoos falando uma coisa dessas, ainda mais com guias de umbanda no pescoço, realmente escapa um pouco ao habitual. Expliquei da melhor maneira que consegui, falando sobre morrer de uma forma tranquila. O tempo todo a moça fazia caretas de medo e "nojinho"; finalmente exclamou "Credo!" e soltou um riso nervoso. "Quero ficar longe disso!" Enfim. Não há educação para morrer aqui. A morte anônima é onipresente, mas de tão visível não é mais vista. A morte dos queridos e a morte própria é negada até o último momento.

Outro paciente me vem à lembrança, este internado por conta de uma situação clínica que de repente tinha evoluído com uma intercorrência psiquiátrica, um surto psicótico do tipo depressivo, com ideias deliroides do tipo "isto é o fim", "vou morrer", "não tem solução", passando a recusar os remédios clínicos e os psiquiátricos, depois comida e bebida. No dia seguinte tive que prescrever medicação injetável, após conversar com ele e dizer que, apesar de seus argumentos serem legítimos e verdadeiros para ele, para mim não eram lógicos, e que ele só morreria se recusasse o tratamento. Portanto eu teria que tratá-lo à sua revelia, já que concluíra que ele não estava lúcido para tomar uma decisão racional quanto à recusa de medicamentos, comida e bebida, e não poderia concordar com um suicídio assistido, além disso ilegal no Brasil. Mais dois dias e ele estava praticamente não mais psicótico e no terceiro teve alta para tratamento domiciliar.

Esse paciente apresentava uma personalidade pré-mórbida extremamente controladora e onipotente, que mal ou bem o trouxera até aquele momento (75 anos, família, alguma reserva financeira), mas que desabou catastroficamente diante da doença física, levando-o à impotência e ao descontrole. Tudo ou nada. Ou vivo como quero ou prefiro não viver. Assim temos todo um espectro de situações a serem acompanhadas, desde o paciente em processo de morte ativa (chamado vulgarmente de terminal) até aquele que é salvo, apesar de sua recusa momentânea à vida, como uma criança mimada que diz que não brinca mais se a brincadeira não for controlada por ela. A questão que une todas as situações nesse espectro da proximidade da morte é a da angústia. Como administrarmos a angústia nossa e como podemos ajudar o outro a administrar a dele? Como praticar o desapego? Como suportar o mal-estar?

Primeiramente, abandonando qualquer expectativa de se curar da angústia, entendendo que ela é nossa condição básica nesta forma breve e transitória de existência que chamamos de ser humano. Na Bíblia isso está relatado na história da expulsão do paraíso. Comendo do fruto da árvore do conhecimento, ou seja, tornando-nos humanos, dotados da consciência do si mesmo, encontramos a expulsão do Paraíso, a vivência da angústia, a certeza da morte. Em nossas vidas cotidianas, isso é vivido como perda, ameaça de perda ou convivência com aquilo de que não se gosta ou se tem medo. Envelhecer, adoecer e morrer, às vezes morrer sem sequer envelhecer ou adoecer.

Se aceitarmos que a angústia não é sinal de anormalidade, mas que nossos mecanismos de defesa contra ela é que nos fazem prisioneiros dos modelos de comportamento/sentimento que supostamente nos protegerão dessa vivência dolorosa, já estaremos ganhando terreno, espaço de liberdade. Aceitar a angústia diminui a força dos mecanismos de defesa, incluindo os comportamentos compulsivos, nossa maior fonte endógena de sofrimento.

Como terceiro passo, descobrimos que é possível renunciar aos mecanismos de defesa tradicionais e procuramos outras formas de viver: os oito caminhos de libertação da angústia vivida como sofrimento que, ao nos conduzirem à libertação, permitem-nos experimentar esse sentimento primordial como uma vivência limítrofe na fronteira prazer/dor, angústia pura, uma energia de vida sem juízo de valor. Libertos, podemos transitar pelos polos da classificação sensorial da angústia sem a eles nos apegarmos, desfrutando dessa báscula constante que é o movimento que caracteriza o estar vivo.

Esses três passos são resultado da prática da psicanálise, da reflexão filosófica e da prática do caminho proposta pela tradição zen.

Não são novidades, estão aí disponíveis para todos, fiz apenas o meu próprio mix.

Morrer tem a ver com abrir mão dessa forma de experimentar a manifestação da vida. Podemos fazer isso obrigados pela deterioração biológica, partindo de forma litigiosa, brigando com o fim. Ou podemos ir morrendo enquanto nos cuidamos para morrer sem briga, para fazer uma separação amigável da vida. Vivendo cada fase, tratando o que é possível tratar, aceitando o que é inevitável, se despedindo, se desapegando, ajudando os que ficam a lidar com a dor da falta e com o aprendizado do morrer, tendo novos encontros até o fim, pedindo perdão e perdoando pelas nossas mágoas cultivadas, para que de tudo isso possamos nos aliviar. E viajar leves.

Acompanhar um moribundo é estar ensaiando sua própria morte, ajudando o outro a viver aquela fase da vida da maneira que lhe está sendo possível viver. Sem receitas de bolo, padrão ouro ou outras baboseiras do gênero. Praticar cuidados contemplativos é contemplar vida e morte junto com moribundos, familiares e cuidadores. Cuidadores contemplativos podem eventualmente acumular as funções de paliativistas, mas em nosso meio não tenho observado isso com frequência. Nem é mesmo necessário, num trabalho de equipe cada um(a) de nós pode exercer seu melhor papel e todes nos complementarmos.

Importante é encarar cada nova oportunidade de acompanhamento como uma iniciação esotérica. Nossos lutos serão mobilizados, nossos preconceitos, nossas expectativas e estereótipos desafiados. Será sempre uma experiência de ultrapassar um umbral, oportunidade para aprender e prosseguir ou para se defender, fechando-se para o novo, tornando-se um autômato. Lembro-me aqui do filme *A história sem fim*, baseado no livro de Michael Ende. O medo do nada leva à paralisia e ao fim da fantasia, mas a cada ritual de passagem o sonho pode se recompor.

Hoje em dia estou um pouco mais à vontade na função, desidealizando a situação e meu próprio papel. Faço o que posso como coadjuvante e procuro aceitar o que o protagonista pode fazer. Preciso escutar o que o moribundo e seu entorno desejam, negociando nossas percepções das realidades, descobrindo recursos, reconhecendo limites. Cada vez mais, na prática da psiquiatria de pessoas ainda não oficialmente terminais, como eu mesmo, concluo que a aceitação ou não da angústia e do trabalho que ela pede é determinante para o sucesso ou insucesso de um tratamento. O que quer dizer que só é passível de melhora aquele "doente" que consegue se desapegar da grande doença, a crença no ego, e da pequena doença específica que o leva a buscar ajuda terapêutica.

Evidentemente que os portadores de lesões orgânicas cerebrais genéticas, congênitas ou adquiridas vão ter outros tipos de tratamento, mas mesmo assim o tratamento possível de seus egos os auxiliará. Um critério fundamental de prognóstico para mim, portanto, é a capacidade de o sujeito reconhecer-se autor de sua própria prisão, ao cultivar o apego ao ego e consequentemente a capacidade de criar uma aspiração de lutar pela libertação.

Isso me leva a um comentário final sobre uma visão algo sombria que tenho da humanidade neste momento. Vejo poucas pessoas decidindo entrar por esse caminho, que requer determinação, disciplina, renúncia, perseverança. Caminho longo, difícil, penoso. Ah como sei disso. Cheio de altos e baixos, dores e delícias, por certo, mas bem trabalhoso. O oposto da fantasia moderna sobre a felicidade comprada em manuais de autoajuda e vídeos do YouTube.

A sociedade em que vivo está muito doente, manifestando em escala muito ampliada a doença do apego ao ego: capitalismo selvagem acumulador e opressor, violência, individualismo consumista e não sustentável, difusão da ignorância e das opiniões como opções e direitos, como se pudéssemos escolher crer que a Terra é plana e o criacionismo está correto. Como se a realidade pudesse ser determinada pelo que acreditamos que seja, por nossos preconceitos. Quando vejo isso nas ruas, nas redes sociais, no consultório, vem a sensação da "tristeza dos ossos", citada por Mestre Shinran, um dos patriarcas da Terra Pura, coetâneo de Dogen Zenji. É uma compaixão triste por todos nós, que sofremos e fazemos sofrer, inclusive, as outras espécies e o próprio meio-ambiente. Ao mesmo tempo, faço a escolha mais racional neste momento: cuido preferencialmente dos que querem ser cuidados, dos que desejam ajuda para efetivamente mudar, demonstrando isso não só por palavras mas principalmente por atitudes. Esses podem ser meus pacientes, alunos e amigos. Minha vida é breve como todas e não posso gastá-la tentando convencer os que estão acomodados em seus apegos. Não sou um missionário cristão evangelizador nem doutrinador ideológico político. Compartilho o que posso em redes sociais na forma do darma, cuido pessoalmente da melhor maneira que sei. Não me interessa o papel de chefe, mestre, abade ou guru, não importa como chamem esse lugar. Ocupo eventualmente um lugar de professor ou terapeuta – o Buda usava uma palavra traduzida habitualmente por "médico" – para quem precise de outro para sustentar temporariamente essa posição no mundo externo, enquanto não encontra seu professor ou terapeuta interno e toma as rédeas de seu cavalo, seguindo seu próprio caminho. Acreditar-se realmente detentor de um poder qualquer é ser mais doente que os doentes que procuram essa "cura". É a oportunidade para a sombra crescer e aparecer, como temos visto recentemente em várias tradições e bem próximo de nós.

A instituição budista me interessa tão pouco atualmente quanto a instituição psicanalítica ou a instituição médica. Desejo boa sorte às pessoas que desejam se organizar em grupos institucionais, caso achem que esse tipo de organização é necessário para diminuir a angústia. Que eu possa colaborar, dentro do meu possível, com esse sonho, embora não o compartilhe nem valorize realmente. Como um praticante, um professor, um médico, posso estar lá, mas não como responsável por cada busca. O Buda mesmo disse "Ehi passiko", como se diz em páli. Você pode começar buscando a tradução por sua conta e vendo se ela condiz com os ensinamentos.

Para terminar, uma longa citação de Musô Soseki, mestre Zen do final do século XIII, treinado inicialmente na escola Shingon e depois com professores do Zen chineses e japoneses, sempre no Japão. Ele se correspondia aqui com um irmão do então Shogun, seu aluno. O texto citado está em inglês, traduzido para esse idioma por Thomas Cleary como "Dream conversations". O trecho chama-se "Landscaping", podemos traduzir por "Paisagismo", embora seja mais "curtindo a paisagem". Está no volume 3 da coleção *Classics of Buddhism and Zen*, da Editora Shambhala, iniciando na página 208.

Paisagismo

Muitas pessoas fizeram construir paisagens especiais para seu desfrute desde tempos remotos. Apesar dessas construções poderem ser semelhantes, há interesses diferentes em jogo.

Algumas pessoas não valorizam muito o paisagismo em particular, mas o fazem para adornar suas casas, visando impressionar os outros e receber elogios.

Algumas pessoas são ambiciosas de forma geral e acumulam pedras e árvores exóticas, como parte de um passatempo. Tais pessoas não apreciam realmente o encanto de uma paisagem, simplesmente colecionam objetos mundanos.

Um famoso poeta chinês construiu um pequeno lago e plantou bambus a seu lado, desfrutando prazerosamente da vista. Ele escreveu: "Já que o coração do bambu é aberto, ele é meu companheiro; já que a natureza da água é pura, ela é minha professora." Se as pessoas curtem a paisagem no mesmo espírito desse poeta, então não são meras amantes de prazeres sensoriais.

Também existem aqueles que são por natureza desligados e simples, que não ligam muito para as coisas mundanas, mas apenas nutrem suas mentes escrevendo poesias e recitando-as em ambientes naturais. Estes são os estetas. Ainda assim, mesmo isso, sem a aspiração pelo despertar, torna-se uma rotina mundana.

E ainda há aqueles que se voltam para as montanhas e rios para despertar do torpor, clarear seus pensamentos, e obter ajuda para sua prática do Caminho. Seu interesse não é igual àquele das pessoas comuns que desfrutam de uma paisagem. Devem ser respeitados mas, enquanto fizerem distinção entre a paisagem e a prática do Caminho, não poderão ser chamados de praticantes genuínos.

As pessoas que acreditam que as montanhas, rios, terra, plantas, árvores e pedras são todos o Ser fundamental podem aparentar apreciar a paisagem, através dos sentimentos mundanos, mas existem aqueles que eventualmente transformam esses sentimentos mundanos na determinação de buscar o despertar, transformando as aparentes mudanças e fluxos das fontes, pedras, plantas e árvores durante as quatro estações em trabalho meditativo. É assim que os Praticantes do Caminho apreciam a paisagem.

Assim, não é necessariamente bom nem mau gostar de paisagens. Não há nada de mais ou de menos na própria paisagem; ganho ou perda estão nas atitudes das pessoas.

Vale notar que Muso Soseki foi um dos fundadores da arte do jardim japonês zen, sistematizando diversos conhecimentos de sua época.

Boa prática para todos nós!

Capítulo VII

De dúvidas e certezas, ou sobre como se tornar um chato

Os domingos de manhã são preciosos no Alto do Curuzu. Silêncio da mata – sim, tem os pássaros todos, vento, árvores que cantam... mas sem os barulhos da civilização. Preparo a primeira refeição dos cachorros queridos, tomo meu limão matinal com os remédios que, aparentemente pelos exames recentes, estão funcionando para lentificar a degeneração inevitável. Vou cuidando deles e de mim, fazendo o café, depois dando uma primeira limpeza e arrumação na casa, para depois começar a preparar o almoço. Aí, enquanto as comidas cozinham, rezo e medito formalmente. Sim, porque informalmente estou sempre nessa vibe.

Durante uma contemplação matinal, algumas percepções dançaram diante de mim, antes de se dissolverem na correnteza do tempo. Enquanto rezava, agradecia pela bolha em que tenho vivido, com apoio para sustentar esta vida, desfrutando-a mesmo nas horas mais difíceis. Nessas horas, gratidão deixa de ser essa coisa piegas, palavra vazia usada por quem não se sente realmente grato.

Depois um amigo que está numa formação teológica cristã me escreveu e eu respondi:

Como não sou Deus, não posso falar por ele.
Sou um cético crente em tudo.
Muitas coisas em minha vida me fazem ser um crente. E isso não altera o fato de que, se eu olhar pela lente da racionalidade, nada faz sentido. Uma coisa não briga com a outra, já que não tenho fé na minha racionalidade.
Os seres humanos acreditam demais em suas mentes.
Já vivi coisas muito ruins e muito boas na minha vida e nas vidas que acompanho, seja como pai, parceiro amoroso, monge ou médico.

Nas horas mais desesperadas me coloquei sob a proteção de N.ª S.ª da Cabeça. Como não tenho mais mãe nem pai vivos, qdo quero colo rezo para ela. Não sei o que seria essa energia/forma que o vazio toma, mas sei que me conforta, porque não quero explicação, só acolhimento.

Rezo todo dia por todos a quem sou grato, por todos que não entendo, por todos que não me entendem, por quem me ama, por quem me odeia ou despreza.

Meu narcisismo é com certeza um defeito, mas tem um aspecto positivo: não ligo para o que as pessoas diriam de um monge budista que crê em N.ª S.ª da Cabeça, pede a proteção dos guias da floresta que foram os guias do seu pai que era pai de santo, pede a proteção de Xangô seu pai no candomblé e homenageia Omolu, o outro dono da sua cabeça, Iansã e Exu. Fato que hoje de manhã estava rezando e senti falta de meu pai e de minha mãe, da minha falecida mulher, de tantos seres que conheci... e me senti grato por estar vivo e poder fazer algo da minha vida. Como cuidar dos cães aqui, lavar e cozinhar para mim e responder seu e-mail.

Um grande e carinhoso abraço.

Não acredite tanto na sua mente. Acredite no mistério incompreensível, incognoscível, se posso te sugerir algo.

Amanhã poderia vê-lo, se vc quiser.

E posso te mandar um link para umas aulas que dou. São sobre o darma, mas acho que servem em qualquer tradição.

Abs.

Então.

Realmente não tenho muitas certezas. Duas eu tenho: sei que quase nada sei, quase como Sócrates, e sei que vou morrer, parece que ele esqueceu dessa certeza. Deve ser porque era filósofo, e só quem tem escravos, servos ou outros tipos de pessoas para explorar é que pode se dar ao luxo de só filosofar ou escrever ou refletir, porque os demais têm que lavar, arrumar, limpar, cozinhar, enfim, cuidar de si e do mundo em volta, eventualmente incluindo outros seres. E aí ele esqueceu que iria morrer, esqueceu que havia pessoas sendo exploradas para que aquela elite pudesse se dedicar aos banquetes. Deixa pra lá, para que provocar os amantes da filosofia grega, que aliás admiro e respeito, mas não idealizo.

Quanto ao se tornar um chato, refiro-me a escrever e achar que os outros devem ler e aproveitar. É um tipo de pregação, como aqueles pastores televisivos, só que sem cobrar dízimo nem prometer o céu, mas com uma porção de ego que nem eles. Bom, cabe aos leitores aproveitar o que lhes for útil e jogar o resto no lixo, além de exercer o perdão para o escritor. Cada vez mais estou sem tolerância para "bolsominions", "petêminions", "budaminions" e outros "minions" quaisquer. Portanto, se eu estiver sendo um "alciominion", me deleta aí, vai. E desculpa!

Nossa, os pássaros estão cantando em alto e bom som. Será por conta do calor e dos trovões longínquos? Voltando ao tema da escrita: a Gisela, minha querida editora, me perguntou sobre o próximo livro e aí abriu os portões para esse jorro de inspiração. Fiquei planejando como terceiro livro algo intitulado *Vivendo antes, durante e depois do luto* ou *A vida pode ser uma derrota vitoriosa* ou *Narrativas do luto e depois*, ou seja qual título ela sugerisse. E aí estaria pronto o terceiro volume da série *Em busca do tempo possível*.

Considero útil escrever tudo isso. Primeiro, como um documento pessoal familiar. Já disse que gostaria de ter algo assim escrito pelos meus pais. Seria uma fonte inesgotável de conhecimento. Segundo, como uma forma de compartilhar o darma do jeito que ele se manifesta através de mim, de estar praticando os votos que fiz como irmão da ordem criada pelo Buda Shakyamuni. E em terceiro e último lugar, mas não menos importante, aprender sobre esta forma que estou sendo.

Uma mistura de prática Zen, psicanálise e antropologia me induz a tecer uma narrativa sobre mim mesmo, cumprindo dessa forma a intenção do universo de conhecer-se a si mesmo através de cada ser senciente que desabrocha e fenece a cada instante. Nesta narrativa, cruzam-se inúmeras outras, reminiscências de tantos encontros que me constroem e determinam. O analista/psiquiatra em minha pessoa troca muito com o monge e o antropólogo, e todos conversam com todos, o pai, o avô, o amigo, o masculino, o feminino, o professor, o cético, o crente, o parceiro afetivo-sexual, o compulsivo que evita TVs e séries, porque sabe que ficaria babando, esses os que lembrei agora. Curto essa babel de personagens. A disputa entre eles costuma evitar que um predomine. Se algum dia amalucar, quem predominará? Nunca saberei, assim como não saberei qual fará mais falta ou será mais lembrado após a morte do indivíduo.

Seja quem for lembrado, assim como todos os que já faleceram, quanto mais tempo passar mais fantasiosa será essa lembrança, e, já dizia o velho Shakya, tudo é efêmero, tanto o que lembra quanto o que é lembrado. Visitando a Villa Adriana, em Tivoli, na Itália, vi uma citação das *Memórias de Adriano*, de Marguerite Youcenar, pela qual me apaixonei. Fazia menção a uma "eternidade intermitente", através da qual somos periodicamente ressuscitados pelos que visitam nossos testemunhos arquitetônicos ou literários e assim nos reinventam em diferentes épocas.

Acho que este será o último capítulo da introdução do livro. Assim o final se torna início e o leitor poderá comparar o cara que publica agora com o que escreveu os outros capítulos há sete/oito anos atrás. Não publiquei antes porque não estava maduro para compartilhar este volume com o público em geral; só compartilhei com família e amigos próximos. Para encerrar o capítulo, vou reproduzir meu roteiro de oração matinal. Acho importante compartilhar. Até para desfazer alguma ilusão ainda restante sobre como é ser um irmão ordenado na sanga budista. E para invocar todos os protetores para este próximo livro. Que ele possa ser útil a todos seres. Vou escrever como acontece na minha cabeça.

Oração matinal
1. Começo rezando um pai-nosso, uma ave-maria, pensando na imagem de Nª. Sª. da Cabeça, uma oração para o anjo da guarda (Santo anjo do Senhor, meu zeloso guardador, se a ti me confiou a piedade divina, sempre me resguarde, governe e ilumine. Amém). Estas orações minha mãe me ensinou e rezava na minha cabeça quando eu ia para a cama, até mais ou menos uns 9 nove anos de idade.

Peço para a egrégora cristã proteger a mim, minha família e a sanga, quando estou no templo, ou a galera do Itororó, inclusive os seres das matas, quando estou aqui, ou a galera lá de casa, quando estou em casa, e assim por diante. Aí visualizo Nossa Senhora da Cabeça como uma jovem senhora vestida de mantos azuis, me acolhendo em seu colo, como minha mãe fazia, e peço para que ela me acolha e proteja e me ajude a cumprir meus votos, além de proteger minhas filhas e neta. Normalmente visualizo o projeto ou demanda mais importante em cada momento. Quando visualizo o anjo da guarda, imagino-o com três pares de asas, me rodeando com elas. Aí peço para ele, além de me proteger e inspirar, abrir meu coração para que eu possa ver, ouvir e falar a partir do coração, além de pedir para que todos os anjos da guarda facilitem nossas comunicações interpessoais.

2. Aí passo para a egrégora candomblecista. Saúdo – Laroiê Exu! – e peço para Exu, o guardião dos caminhos entre os mundos e dimensões, mantê-los todos abertos. Lembro que ele é chamado pelos nórdicos de Heimdall, o guardião da ponte do arco-íris, e pelos gregos de Hermes, o grande guardião dos caminhos e mensageiro entre os seres de todas as dimensões. Quando estou no templo, peço para que todos os seres de todas as dimensões possam sempre ser acolhidos e sentarem conosco. Peço também que eu seja capaz de auxiliar Exu nessa função de mensageiro, ajudando os que estão morrendo da melhor maneira que eu seja capaz.

Então saúdo – Kaô Kabecilé! – e peço a benção a meu pai Xangô, pedindo que ele me permita canalizar o seu axé, mesmo sendo eu indigno disso. Que sua força e sua justiça me protejam, o raio e o trovão afastem o mal. E bato cabeça (faço uma reverência mental até o chão) para o outro dono da minha cabeça – Atotô Obaluaê! – o senhor Omolu, o doador da doença, da morte e da cura simultaneamente. Eparrei Iansã!, grande senhora. Agradeço a todos os orixás, especialmente Xangô, Iansã, Omolu, Oxalá, Oxum, e Exu, além da cigana Sete Saias, pela proteção e cuidado recebidos por mim e minha família, e peço que continuem a protegê-la. De novo visualizo a demanda atual e passo para a fase seguinte.

3. Visualizo então o Povo da Mata, agradecendo aos guias do meu pai, meus avós espirituais, os caciques Jacuacaná e Cobra Coral, pajés índios generosos e fortes, pela proteção e graças dadas a mim e a minha família, pedindo que a força e a sabedoria do Povo da Mata possam fluir através de mim e que protejam especialmente minhas filhas e neta, para que possam ser boas pessoas e encontrem bons caminhos.

Agradeço pelas graças recebidas e visualizo as demandas atuais.

4. Visualizo meu pai e minha mãe, pedindo sua benção e seu abraço, agradecendo por tudo que fizeram, deram e ensinaram, enquanto estavam na Terra, agradecendo pela ajuda que têm dado nas demandas, pedindo que continuem a ajudar, protegendo sua bisneta, suas netas e auxiliando na demanda atual. Peço perdão por não ter sempre entendido como é difícil ser pai e mãe e tomar as melhores decisões possíveis. Agradeço por, mesmo assim, ter as melhores filhas e neta. E sinto nossa família unida nessa dimensão que engloba as outras dimensões, dos vivos e dos mortos. Cada tatuagem tem a ver com esse habitar as duas dimensões.

5. Visualizo a Marcia, minha querida mulher falecida, em vestes brancas brilhantes. Sei que ela já seguiu seu caminho cármico dármico e está em outra dimensão mais bacana, mas mesmo assim acredito que pode me ver e ouvir. Não peço nada, apenas agradeço muito por todos os presentes materiais e imateriais que me deu. Sua herança material muito me ajuda. Me ensinou preciosidades sobre a morte e o morrer, literalmente deu sua vida para isso. Agradeço por ter me mostrado que era possível ter uma relação amorosa com desapego e sem expectativas, por ter me apresentado uma linda versão do feminino e do masculino, por ter me aceitado como eu era naquele período, e me curvo até o chão e beijo seus pés. Que siga seu belo caminho na Clara Luz.

6. Agora falo com Tequila, Naomi, Cacau e Dô, agradecendo tudo que me ensinaram sendo cachorros maravilhosos. Me mostraram que, assim como as pessoas, cada cachorro é uma manifestação singular da natureza búdica, e peço para que protejam e auxiliem Dana e Kali, Luna e Caramba, Vida e Evita, Guen, Saka e Safo, Dora e todos os de quatro e duas patas que possam necessitar de ajuda.

7. Agradeço à Regina pela generosa companhia na vida e peço que continue a olhar pela sua família; agradeço ao Fausto pelos ensinamentos sobre tolerância, compaixão e desapego pelo reconhecimento, pedindo que continue a olhar pelos membros falecidos e vivos da sua família. Agradeço à Edna e ao Feliz os ensinamentos e peço para protegerem o templo e a sanga. Agradeço à Natália pelos ensinamentos e peço para que olhe pela sua família e outras pessoas que dela cuidaram tão bem no final da vida.

Porque escolhi esses falecidos para rezar, não sei. Aconteceu. Evidentemente, se fosse lembrar todos os falecidos, não faria mais nada na vida além de rezar, mas o porquê dessas escolhas não sei dizer.

8. Agradeço às minhas avós todo o bem que fizeram para toda a família. Peço a Vó Angelina que olhe por sua neta, a mãe das minhas filhas; a Vó Júlia que olhe por toda nossa família e a Vó Maria do Carmo (mãe do meu pai) que olhe por nós no projeto português.

Aí peço que as avós, como arquétipos da Grande Mãe, intercedam junto ao senhor Omolu (na forma de sua mãe, Nanã Buruku, a única que pode fazer-lhe pedidos) para que:

– minhas filhas, neta, genros e seus ascendentes possam ter luz no caminho, saúde e proteção;

– todos os meus familiares, cito nominalmente, possam ter seus caminhos abertos da mesma forma que citado acima (essa fórmula vou repetindo para cada grupo);

– todos os pacientes que atendo e atendi possam recuperar a saúde e/ou terem mortes tranquilas, sem sofrimento; aí em geral lembro os nomes dos mais necessitados no momento; quando algum morreu recentemente, peço aqui para seu caminho ser iluminado;

– todos os amigos possam ter luz, paz e saúde;

– todos os alunos e demais praticantes em Eininji possam ter o mesmo, aí em geral lembro os nomes dos mais necessitados no momento;

– meus professores e médicos todos possam ter luz, paz e saúde; agradeço por tê-los na minha vida;

– às pessoas que prejudiquei, querendo ou sem querer, que têm raiva de mim, peço perdão, e que as avós peçam a Omolu por essas pessoas, para que sejam felizes;

– por mim mesmo, rogo às avós que peçam para que minhas articulações, principalmente joelhos e coluna, melhorem, minha próstata pare de aumentar, minhas carótidas não fiquem mais entupidas, meu sangue siga limpo e fluindo, minha saúde como um todo funcione para que eu possa cumprir meus votos e cuidar de todos de quem devo cuidar; do jeito que a saúde vai, cada vez aumenta mais a lista

– e finalmente visualizo a demanda atual.

9. Nessa altura, passo a visualizar a galera budista. Visualizo bodisatvas associando-os com chacras. Começo pela base, visualizando todos os ancestrais, recitando o mantra de Padmasambhava, *Om Ah Hum Vajra Guru Padma Siddhi Hum*, não sei bem porquê, e pedindo para que me deem força para cumprir meu destino, meus votos.

Visualizo depois o segundo chacra e o buda da medicina, Bayshajio Guru, ou Sangye Menla em tibetano, ou Yakushi Nyorai em japonês, recitando o mantra *Om Koro Koro Sendari Matogi Sowaka* e fazendo basicamente a mesma visualização do meu corpo que fiz na prece para as avós, só que agora pedindo para que o buda da medicina se corporifique em meu corpo para que eu possa curar e ser curado.

No terceiro chacra visualizo o Buda Amithaba e recito as Cinco Lembranças, que vocês já conhecem. *Namu Amida Butsu*.

No quarto, visualizo Avalokiteshvara, o bodisatva da compaixão e recito *Om Mani Padme Hum*, pedindo para que eu tenha compaixão e aceite a mim mesmo e às outras pessoas.

No quinto, recito *Namu Dai Bosa* e visualizo Samantabhadra, o bodisatva da disciplina, pedindo que eu tenha disciplina, que eu vença a preguiça e continue a praticar.

No sexto, recito *Om Aro Rikya Sowaka* e visualizo Monju ou Manjushri, o bodisatva da sabedoria, e peço para que me ajude a fazer escolhas sábias, na direção da solução das demandas.

No sétimo, recito *Namu Shakyamuni Dai Osho*, visualizando o velho Shakya e uma Luz que é canalizada por todo o meu corpo e se expande onde estou, seja no templo, em casa ou qualquer outro lugar, e peço que luz e paz se espalhem em benefício de todos os seres.

E aí acaba. Ufaaaa!

Mas é bem legal fazer de manhã, me faz lembrar prioridades, estimula minha gratidão, lembro de meus sentimentos amorosos por essas pessoas e me dá um sentimento de confiança e fé. Depois zazen. E assim caminho.

Na Parte 2, após o pequeno capítulo a seguir que aborda alguns pontos sobre o luto nos tempos do COVID, o relato de como vivi, morri e ressuscitei, acompanhando e aprendendo com a Marcia e outras pessoas que tive o privilégio de acompanhar em sua travessia.

Capítulo VIII

O Luto nos tempos do Covid-19

Este livro estava praticamente pronto quando o mundo reconheceu, em março de 2020, que vivia uma pandemia e entramos num estado de distanciamento social, catástrofe sanitária, esforço nunca antes visto de cientistas para desenvolver vacinas em tempo recorde, e comportamentos muito díspares entre líderes políticos lúcidos e lideranças ineptas e genocidas, como a do nosso país.

A situação da pandemia e as consequentes restrições sanitárias ao contato entre pacientes e seus familiares provocaram alterações profundas nas formas de se relacionar com a doença, com o cuidado e com a morte, os funerais e o luto.

O esforço dos profissionais de saúde e das famílias afetadas para lidar com os acometidos pelas formas graves da doença e suas sequelas físicas, psíquicas, familiares e sociais, tem sido acompanhado por um aumento comprovado de transtornos de estresse pós-traumático, reações depressivas e transtornos psicóticos.

Em termos de perdas e lutos, alguns pontos devem ser ressaltados:
– a necessidade de manter o contato entre o paciente internado e seu círculo familiar/social, utilizando-se os meios virtuais disponíveis sempre que o quadro de saúde o permitir; o isolamento social-afetivo piora a evolução do quadro e sobrecarrega as equipes de saúde, que se vêm obrigadas a desempenhar papéis afetivos muito demandantes em uma situação de excesso de trabalho.
– a importância do acolhimento dos familiares através de profissionais de saúde treinados para essa tarefa.
– a necessidade de um apoio contínuo de saúde mental para os profissionais de saúde na linha de frente.
– a necessidade de que se possa compartilhar com a família ou responsáveis uma imagem da pessoa falecida, para que possa começar o processo do luto. Sabendo-se que as pessoas falecidas de covid-19 são colocadas em recipientes fechados e caixões idem, temos que discutir

como fazer uma imagem a mais sóbria possível da pessoa falecida, a fim de que os membros da família que não puderam vê-la tenham a possibilidade de perceber uma imagem real de morte. A ausência da imagem da morte é bastante prejudicial para o processo do luto. A questão é como fazê-lo de forma digna, respeitosa e acolhedora para com a família. Recentemente fotografei uma pessoa falecida através da janelinha do seu caixão, para que uma amiga próxima idosa pudesse ver a falecida. Mas não era covid-19, por isso o caixão com a janelinha e a ausência do impermeável fechado.

– em tempos sem aglomeração, a ausência de um funeral digno representa mais um momento de sofrimento para os enlutados. Uma solução é o funeral virtual, conduzido por uma pessoa escolhida pela família e que possa guiar os enlutados através de uma prática coletiva de honrar suas memórias e possibilitar uma despedida daquela pessoa que se foi.

Parte 2

Alguns relatos da prática de atuar com quem está morrendo e com enlutados. Não são receitas prontas, apenas exemplos do que pode acontecer.

Capítulo IX

Acompanhando a Marcia

Primeiro movimento: Aproximação
Quando nos conhecemos, Marcia subiu as escadas da casa onde eu morava no Jardim Botânico, casa linda, do Zanini, mas em péssimo estado, combinando com o final de meu segundo casamento. Era uma casa grande, que naquele momento servia de residência para mim e meu enteado, mais os cachorros; o resto da família já tinha se mudado... Lá também atendia e meditava, naquela fase de transição da minha vida.

Nem sabia, mas aquela psicóloga que me foi encaminhada pela minha ex-mulher para me ajudar com testes psicológicos e orientação vocacional para meus pacientes, também estava terminando um segundo casamento, de forma mais conturbada que o meu. Não falamos sobre assuntos pessoais, só profissionais, como fizemos durante os dois anos seguintes. Até que um dia, ao invés de almoçar como sempre fazíamos, de três em três meses, para discutir casos, saímos para jantar em um restaurante que nem existe mais, ali na Pacheco Leão, próximo do apartamento em que residia então com minhas duas filhas mais novas. Naquele jantar nos olhamos como mulher e homem e na saída nos beijamos no carro dela, quando foi me deixar em casa.

Aos poucos, apesar de nossas declarações de não intenção de nos comprometermos, fomos nos envolvendo, até que nos casamos, morando em casas separadas, a princípio, até eu me mudar para o apartamento onde ela vivia, na Fonte da Saudade. Nome profético. Com ela pude ser a pessoa inteira que sou, aprendi a amar e a manter nossas identidades transitórias nesse mundo de sonho, fluindo sem travas...

Intermezzo
Como um raio em céu azul, como se fosse possível uma explicação...
30 de novembro de 2010.

Ação. Apenas um exame de rotina. Um telefonema e meu mundo se transforma em caos, tendo que decidir rápido o que fazer, não entrar em pânico, manter Marcia calma, fazendo o que tinha de ser feito. Meus colegas médicos na reunião procuram demonstrar calma. "Não vai ser nada, deve ser um erro de exame, ou então um cisto." Meu coração bate forte, uma sensação de medo toma conta... Corro atrás do Armando Palladino, médico da Marcia, para ver o que fazemos. Ele sugere que eu a faça vir logo ao hospital para uma tomografia computadorizada do abdome. E tudo segue o caminho inexorável que eu temia.

Como tudo o que fizemos na vida de nós dois, construímos vários registros desse caminho. Diários, gravações, fragmentos de vida, prazer, dor e morrer. Marcia achava que juntar tudo isso e publicar poderia ajudar as pessoas quando chegasse a hora delas ou quando estivessem cuidando de alguém nessa situação. E, Marcinha, tem sido uma tarefa pesada... Toca na vitrola agora (estou na casa da minha filha e marido em Hveragerði, Islândia, e eles têm uma vitrola de verdade) *How wonderful life is when you are in the world*, e eu penso nisso... Ao mesmo tempo, trabalhar nisso tem me ajudado a atravessar o período de luto mais intenso, tem me mantido vivo. Você teve sabedoria para me ajudar a atravessar o deserto de tua ausência carnal imediata.

Acho que é assim que minha existência psíquica se manifesta neste momento. Em vários registros diferentes. Em alguns deles, vivo a dor da perda junto com a alegria de supor Marcia livre, a ternura de ver sua travessia tornada símbolo de uma aceitação/transformação digna, inteira, completa, como o círculo a que alude o nome budista a ela conferido pelo Mestre Tokuda, muito emocionado com a narrativa do que vivemos. Ele se refere à qualidade de um morrer dignamente, a partir da aceitação do próprio destino e escolha da forma de partir. O nome é *Songen Shi Ennin Daishi*, Mestra do Círculo da Morte Solene e Digna, ensinando-nos a morrer bem.

Aos inúmeros amigos e amigas a quem solicitei o trabalho duro de ler e revisar, criticar, ver o que achavam excessivo, fazer acréscimos ou contribuições, agradeço, assim como agradeço a Eliete Belleza, que fez as transcrições das gravações que aqui aparecem, já com alguma edição. Então a única organização é uma tentativa de seguir o melhor possível uma sequência temporal, só com alguns vais e vens.

No próximo capítulo podemos ler a própria Marcia se expressando. Nos outros, nossas conversas, meus pensamentos, falas de outras pessoas. Não é uma obra ficcional, por isso peço desculpas pelas repetições, idas e vindas consequentes a ter feito a escolha de ser o mais fiel possível aos sentimentos e pensamentos do período retratado. Espero que esta narrativa seja útil para os que estão passando por doenças potencialmente fatais e para seus cônjuges e demais familiares e cuidadores. A pessoa que está em processo de morte ativa será muito importante para seus cuidadores, familiares ou profissionais. De uma forma ou de outra, estará educando para a morte. E fará a diferença, para o bem ou para o mal. Este processo é uma oportunidade única de vivência e de aprendizado.

Capítulo X

A voz da Marcia

Eu, Marcia
 Meu *koan*: por que insisto?
 Tantas coisas pensei e elaborei nestes dias. Tantos balanços da minha vida, lembranças várias, que pareciam esquecidas, brotaram do fundo de meu inconsciente talvez lodoso e surgiram como gostam no budismo, como uma flor de lótus. Lembranças claras e nítidas, belas porque foram parte da minha história, ainda que por vezes tenham sido experiências sofridas, além das prazerosas. Muitas vezes tive a impressão de que mesmo as lembranças de experiências mais difíceis ou que me magoaram viraram sublimes, por terem ensinado muitas coisas sobre ser viva.

Minha maior curiosidade sobre toda a minha vida. Há muitas, muitas pessoas mesmo, desde aquelas de quem sempre gostei até aquelas que nem sempre curti, que me ensinaram a descobrir muito do que quis saber sobre a vida. Mesmo aquele tipo de pessoa que, na hora de minhas maiores dores, foi capaz de passar uma mensagem de declaração de amor consoladora para meu companheiro sem sequer citar o meu nome, parecendo ave de rapina a espreitar o terreiro para pegar as sobras ou se aproveitar de uma pessoa que sei que está com dor.

Isso me decepciona, dói em meu coração e, por mais nobres e livres que meus pensamentos nestes dias pareçam ter sido, é uma situação que me dá raiva. Ciumenta sim, mas também defensora da minha vida. Mas não me compreendo: como num momento desses posso me abalar com as atitudes dos outros, que como todas as minhas são apenas ilusões e construções? Não quero anular nada dos acontecimentos da minha vida, mas gostaria, como muitas vezes consegui nesses últimos anos, de saborear os prazeres das relações e contatos que tive.

Meu coração dói por causar dor naqueles que amo e me amam, que admiro e me admiram e me compreendem. Não queria causar sofrimento mas, se não fosse assim, eu não teria ninguém, estaria sozinha e infeliz. Por isto, apesar de causar dor pelo meu adoecimento, me sinto feliz por ter feito tantos grandes amigos, como também por ter descoberto que fui uma pessoa interessante para muitos, que pude ajudar de maneiras bacanas aos meus amigos. Por ter recebido muito mais disso, nesses dias nos quais muitos me procuraram para me "atualizar", me sinto muito, muito feliz, ainda que esta felicidade também pareça até doer no coração e na alma.

Tenho medo. Sou muito sensível de pele, e todos os drenos, cateteres e até agulhas de acupuntura que me ajudaram tanto doem muito e isso me assusta. Mas o desejo de poder viver mais persiste, a minha ideia de que eu começaria a depreciar num corpo, mais velha. Mas, se olhar cada momento da minha vida, os vivi sempre de modo intenso e, por mais que já não tenha achado que era assim, nunca deixei de perseguir o meu maior objetivo (mesmo sem saber), que sempre foi descobrir a mim mesma, porque sempre quis entender como é a vida, o que é esse fenômeno, essa chama que se acende e se apaga.

Sem ser niilista, é surpreendente como faço estardalhaços sentimentais, por simples devaneios, dessa capacidade de pensar, criar e desejar. Acho que a liberdade e o amor como ato de compaixão estão além disso.

Saboreei muitos momentos de liberdade, mas a vida também é esse vai e vem interior de apegos e desapegos. Se algo acontecer, gostaria que aqueles aos quais estou apegada pudessem se sentir felizes, porque me fizeram feliz, me ouviram, me acolheram, me valorizaram quando fui insegura, me ajudaram até a me compreender. E o fato de compartilharmos estas coisas pode deixar em cada um de nós uma semente de continuidade, através de lembranças e da possibilidade de continuar fazendo essas coisas na vida, porque essa parte parece fazer todos se sentirem bem.

Sol nasce, sol se põe...

Hoje escrevo com um misto de amor e raiva. Raiva que sei que se desloca para atuações de outros à minha volta. Preciso ainda resistir aos demônios famintos...

E estou tentando me preparar para enfrentar mais um do que parece vir de fora (pelo deslocamento do meu desejo), mas que sei vir de dentro ao não querer aceitar de todo uma situação inexorável, que não tem jeito, faz parte da vida. Minha alegria, que acho mesmo que sempre carreguei, parece querer ir embora, mas farei todo esforço para mantê-la, porque alegria pode ser contagiante e voltar para mim como um bumerangue.

E a lua vem...

Aquela pessoa escreveu para meu marido na véspera da minha cirurgia, algo que foi decepcionante para mim, mas também me decepcionei por não conseguir me livrar do desgosto que isso me causou. Mas, apesar desse tipo de pessoa, existem na minha vida muito mais pessoas legais que me amam e que, se eu começar a escrever agora seus nomes, não vai dar tempo até a cirurgia. Mas os que me amam sabem disso e sabem também que têm todo meu carinho e amor, além do que eu pude dar de mim até hoje e que lhes foi útil. Mas tentarei fazer a lista, além do Alcio, mãe, Mariza e Marlene: Nágile, Suely, Letícia, Dolores, Eliane, Anna E, Illana, Conceição, Dona Silvia, Cláudia, que não sabe ainda, Chico, Paula, Bia, Carol, Kristján, Juan, Maria do Carmo, Dani, Vitor, Tina, Rúbia, Alexandre, Anna Elisa Lohmann, meus queridos pacientes, Neda, Gilda, Renato, Mariela, Vitor, Marina... (interrompido pela chegada do pré-anestésico). Lá vou eu. Aqui abro mão de qualquer controle... e não completo a lista.

O Dia D

Hoje vou saber o resultado da anatomopatologia. Cruzo os dedos. Quero viver.

Peço pro Alcio abrir o resultado...

Que merda, hein?

Quem diria?

Um câncer!? E nem é de mama, nem de ovário!?

Qual será meu destino, né?

Queria ainda viajar, a viagem com as meninas, réveillon e Islândia com Carol e o Kristján.

Quero ainda fazer um safári na África e também quero ir à China com o Alcio, ao Japão e também brincar na Disneylândia. E queria ter tempo para curtir o apartamento reformado com o Alcio. Meu marido querido.

Volta para casa, depois de 17/12/2010

Um trecho de A cabana, de William P. Young, para eu traduzir para o meu modo de entender.
p.87
"*A maioria dos pássaros foi criada para voar. Para eles, ficar no solo é uma limitação de sua capacidade de voar, e não ao contrário... Você, por outro lado, foi criado para ser amado. Assim para você, viver como se não fosse amado é uma limitação, e não ao contrário.*"

Vinha pensando nesta constituição há algum tempo, desde que separei, desde que observo o investimento narcísico dos pais sobre seus bebês. Na constituição não só do ponto de vista do sujeito psíquico, mas na condição de ego, se é que se pode falar de sujeito psíquico como diferente de ego. Não sei se também o termo é amor, pois será possível desprender o investimento narcísico no outro da relação de amor? O primeiro parece ter "cara feia", o segundo parece "sublime". Não será uma grande dependência do outro e ponto. Sim, uma limitação, uma condição:
Proteger e (para) ser protegido
Amar e (para) ser amado => sensação de angústia amenizada
Pensando sobre a acompanhante X, que nunca dormiu só. Quando pequena, uma família de cinco dormiam todos num mesmo cômodo. Com 34 anos, separa e vai para casa da mãe e dorme junto com a mãe e as duas filhas gêmeas, todas na mesma cama. Somos seres dependentes de afeto; eu, no caso, sinto falta do contato físico e até estranho como tantos outros parecem viver por muitos anos sem toque.

O que seria a liberdade? É ir lá pegar água, quando tem sede, alimento, quando tem fome, viver em "família" para manter sanada essa necessidade, mas viver no trânsito e na circulação dos sentimentos. Deixá-los transitar, não brigar com eles.

"*Viver sem ser amado é como cortar as asas de um pássaro e tirar sua capacidade de voar.*"

Natal

Quis desenhar um sino estilizado. Soa meio estranho para mim, mas já me habituei a aceitar coisas que seriam estranhas antes. Batem os sinos... Estou sorrindo.
É Natal!

História de nossos *Réveillons* (escrita após o último)

2004-2005: a sós na fazenda, em Duas Barras
2005-2006: na fazenda de Duas Barras, com Paula e Zeca
2006-2007: na casa da Simone, na Barra
2007-2008: em Búzios, hospedados na casa da Marlene
2008-2009: Guarapari, com tios, Mauro e família
2009-2010: Itororó
2010-2011: em casa, com Marlene e Caetano, e uma descidinha (nós quatro) na Lagoa para ver os fogos

E já estamos em fevereiro de 2011

A vida continua em mim...
Eu continuo viva!
Com menos cabelos, enjoada da químio, mas com a ciência de que este tratamento terá fim em junho.
E aí, então, ficarei com minhas energias de volta.

Poema de março

Meditando (ou não?) na madrugada pós-químio sem sono
Sem linguagem
Sem consciência,
    sem sofrimento
Simplesmente há

Contato com o que há
     além da materialidade
Numa consciência a posteriori
     de um nada
Nada a sentir, a pensar,
     a fazer
Conhecimento só depois (no
     Samsara)
Apenas estados de vida
     num ou noutro instante
     no temporal ou atemporal
Pode não ser a morte.
Mas apenas mais um estado
     no qual se pode morrer.
O caminho do meio
     não tem lado nem meio
Vivo balançando com vertigem
Trata-se de um balanço
     vertiginoso

Seis meses de tratamento, completos em 10/06/2011

SEIS MESES DO DIA QUE FOI O ÚLTIMO DA MINHA VIDA COMO EU ERA. AINDA QUE TODO DIA QUE PASSA SEJA O ÚLTIMO DA MINHA VIDA COMO EU ERA. HOJE FIM DA QUÍMIO! ACABOUUUU!!!
    Dormi na sala e, quando vim deitar com o Alcio, foi-se o sono. Era meia-noite e às 00h50 resolvi ler e acabei a *A ilusão da alma: biografia de uma ideia fixa*, do Gianetti. Marquei algumas páginas, me imaginando refutar, como ele mesmo sugere em sua última frase, mas reconhecendo minha ignorância tanto na filosofia como na falta de amadurecimento na escrita. A liberdade está todo tempo dentro de nós mesmos.
    Hoje já não posso falar como viveria esta liberdade, se estivesse sozinha, embora tenha tido consciência dela e aproveitado um pouco.
    Acompanhada, por um lado, é mais difícil se desapegar do desejo de apego do ego no amor do companheiro, mas, por outro, com

o Alcio, me sinto muito feliz pela companhia e pela liberdade que posso manter dentro de mim, sendo eu mesma, ainda que me pegue por um lado com atitudes típicas do apego: ações e controles para não perdê-lo, por exemplo, que contraditoriamente poderiam mesmo favorecer a perda e, por outro lado, na prática, me vendo manter a lucidez para vivenciar esta liberdade interior e prestar atenção no que sinto, como ajo e tentar fazer silêncio.

Voltando à reflexão desses seis meses, sou muitíssimo sortuda, ou mesmo consigo construir muitas coisas que me fazem sentir muito feliz, apesar dos incômodos causados por todo o processo de químio e das atitudes das pessoas, que, mesmo carinhosas e favorecendo minha autoestima, acabavam me fazendo refletir sobre o lugar em que percebi que muitas me colocaram. Não sei se sinto o susto, o preconceito, o terror, mas às vezes sentia que, assim como o excesso de proteção causa insegurança, esses aparentes terrores associados à compaixão me deram insegurança quanto a uma esperança que tenho que tudo isso vai acabar e, se tiver que retornar, vai demorar uns 30 anos. Mas aí temo estar arrogantemente iludida na onipotência. Como ficar no caminho do meio? Hoje creio que isso só é possível para mim ficando sem pensar. Tentar continuar vivendo o aqui e agora, não necessariamente pensando que posso morrer a qualquer momento, mas intensamente sim e com a felicidade da liberdade de um ego existente sim, mas desprendido de ilusões e buscas por verdades. Para isso e para mim, a prática da meditação zazen tem me ajudado e quero continuar aumentando essa prática de não pensar, muito para além do pensar, mesmo quando não estou em zazen, mas em cada atividade em que puder estar cuidando do meu corpo, saúde e na dedicação na ajuda ao outro, seja na profissão, seja em cada momento da minha existência.

Vou tentar dormir agora, apesar de começar a sentir dor de estômago. Neste último ciclo, parece que a mucosite foi muito mais no estômago e estou vivendo a dor que sempre senti quando com medo, nervosa e assustada de modo mais puramente físico, mais independente do estado emocional. Este, por sinal, ocorre de maneira curiosa, porque sinto tudo quase simultaneamente, seja alegria, tristeza, felicidade, raiva, medo, egoísmo, inveja também, mas menos.

É curioso, talvez mesmo porque esteja mais centrada e cuidando do meu umbigo, como diz minha querida Nágile, mas menos narcísica do que já fui.

Sou muito grata ao Alcio e à nova família que adquiri, com todas as suas diferenças. À minha família, em especial, por me aturar com todas as diferenças que construí, me tornando creio, por muitas vezes, incômoda ou agressiva ou, como foi agora nesse tempo, mais involuntariamente amedrontadora e causadora de sofrimento. Com todo esse tempo que pode ser visto por todos como azar, infelicidade, nunca fui tão feliz com toda minha família (a de origem e a de aderência) e nunca fiz tanto, como agora, o que mais gosto e em que mais tive interesse: aprender sobre a existência, as relações, os seres humanos.

Escrito em 18.06.2011

Momentos difíceis I
Meu querido Alcio,
Você tem tornado esses momentos, que imagino serem infernais na vida de uma pessoa, num momento no qual me sinto muito acolhida, amada, colocada no colo, sem nenhuma pieguice, mas sim de modo caloroso, doce, gentil. Fica até difícil reclamar do lado infernal, porque este fica menor, a vida fica mais valorizada naquilo que se pode ter de melhor: nas relações, no lado bom das relações, na aceitação do lado carinhoso e amoroso. Nossa relação sempre foi mais assim, né? Predomínio do lado amoroso e afetuoso. Não que não existam nossos lados chatos, que "empentelham" um ao outro, acho até que eu lhe "empentelhava" mais que você a mim, mas isso não o libera de seus lados chatos, hein?

Meu coração é absolutamente derretido por você. E agora, ultimamente, até mais dependente de você. Mas sei que posso me entregar, porque você tá me segurando muito bem, com toda dor que você possa estar vivendo. Por um lado, sinto muito, por outro, muito, muito obrigado.

(*fim dos escritos pela própria Marcia*)

Capítulo XI

Conversas gravadas, sem edição

Marcia e Alcio conversam sobre o processo em curso: conversando sobre o processo do adoecer e sobre o morrer.

Vidas, relatos e teorias se entrelaçam. Não é habitual termos os relatos desse tipo de conversas por escrito. Mas, por insistência da Marcia, essas conversas foram gravadas e aqui estão. São realmente úteis, por serem conversas reais e podermos entender algo do que ocorre nesses momentos tão intensos. Sem edição, portanto incluem trechos talvez incômodos para algumas pessoas.

Um detalhe importante: mesmo pessoas com uma doença potencialmente fatal continuam a ter questões, a terem necessidade de falar, trabalhar temas nem sempre relacionados com a doença. Às vezes pensamos que devemos insistir no tema, para que a pessoa não "negue" seu estado. Se por um lado a negação é um fenômeno normal e necessário – quem aguenta a realidade 24 horas por dia? – por outro podemos mostrar ao acompanhado que estamos ali para tudo. Mas lembremos de que há mais vida na vida do que apenas doença e medo do sofrimento e da morte.

Sete meses depois do diagnóstico, conversa gravada num domingo.

Eu, Alcio, resolvi gravar nossa conversa deste domingo, dia 10 de julho de 2011, às 09h05 após um café da manhã maravilhoso. Nós estamos tendo um fluxo associativo de psicóticos, aqui sentados, e a Marcia estava falando, estava chorando e aí ela virou assim romanticamente para mim: "Pode chorar, meu amor, estou com medo. Estou chorando a minha morte". Uma cena muito bonita. Faltou só o fundo musical, porque não tinha orquestra aqui.

Aí eu falei: "Não vou chorar porra nenhuma, entendeu? Não vou chorar nada, porque não te perdi, você não morreu ainda".

Marcia olha para mim e diz, limpando o rosto: "Eu tô chorando, porque eu não vou poder chorar depois da minha morte. Você falou."

É, eu falei isso. Ainda falei assim, detalhe muito delicado: é, realmente você não vai poder chorar depois de morta. Acho eu.

Marcia me interrompe: aproveita pra chorar agora.

Só que eu vou ter esse tempo, digo, supondo que eu vou morrer depois de você. Por outro lado, também falei assim: se eu morresse antes, não teria chorado a morte dela, mas também ela não teria morrido, então, continua sendo uma vantagem, né?

E o que você ia falar agora? ela pergunta, curiosa, enxugando ainda lágrimas.

O seguinte: às vezes, as pessoas estão conversando e, como a pessoa está com um problema sério, porque, de novo, eu não acho que você vai morrer amanhã, mas eu acho legal a gente falar sobre esse sentimento. Porque, normalmente quando uma pessoa fala "Ah, tô com medo de morrer", vira alguém da família e fala: "Que bobagem, não fala sobre isso."

Isso tem muito mais a ver com o medo das pessoas de falar sobre isso e aquela fantasia do neurótico, de que falar atrai o pensamento negativo, como se a gente precisasse de pensamento negativo para envelhecer, adoecer e morrer, né? Ou seja, se você tiver só pensamento positivo, você vai ser eterno. Tudo maluquice, mas tudo bem. Então a pessoa vira pra outra e diz assim: "Não fala sobre morte, não quero escutar isso". A verdade é isso, então, eu não tenho isso com você. Eu quero escutar o que você tiver pra me dizer, claro que eu não quero escutar...

Marcia, sorrindo, me diz: Pelo contrário, você quer assim...

Eu não quero escutar só isso, mas eu escuto isso, porque eu acho que você tem que falar pra alguém. E acho que tem ser pra mim e pra sua analista, porque... cara, as pessoas não têm vontade de falar sobre esse assunto.

Com cara de pensativa, me olha e diz: Às vezes a pessoa até escuta, mas ela passa mal depois.

É, eu sei. Depois até perde o sono, como nossa amiga.

Marcia: Perde? Ela falou?

É... ela não perdeu o sono outro dia, quando o Palladino veio aqui? É, ela ficou até as duas da manhã. Eu falei, eu pensei em te ligar. Até falei pra ela.

Não adiantava. O que eu não queria esquecer era aquela sua frase maravilhosa...

– Marcia sorri aquele sorriso lindo, que sempre vejo apaixonado, mesmo falando de abobrinhas ou psicanálise (não é tão diferente) –

... de que a criança perde a referência no adulto desesperado com a morte dela. Ela tá sofrendo não a própria morte ou medo da morte, mas sim o sintoma do adulto. Se o adulto está desesperado, desestruturado, ela fica sem referência nenhuma de apoio e acolhimento mesmo. Se ela é o sintoma do adulto, aquele sofrimento todo não é necessariamente ligado à morte, o adulto é que coloca isso nela.

Poxa, muito legal essa sacação, porque as pessoas... eu (Alcio) estava te falando aquela hora que eu estou me sentindo mais emotivo e menos histérico, quer dizer, eu estou podendo viver minhas emoções e estou menos histérico. Isso é verdade. Porque a histeria é o contrário de viver as coisas afetivamente, porque a histeria é uma defesa; então, na verdade você fica muito dramático, mas não fica emotivo na verdade. Você não é afetado nesse sentido. Você tem uma afetação e reage à afetação. Rapidinho, antes que ela aprofunde, você fica dramático, se rasgando todinho e, ao mesmo tempo, não sentindo aquela dor. Porque... pode ser um preconceito meu...

Até sente, né, mas é muito desesperada, muito dramática – ela me ajuda na frase.

É muito dramático e muito mais no sentido de um pedido de socorro do que uma coisa de um sentimento.

Marcia: Não é um pouco, não é de novo a negação da realidade, mas é uma negação meio fora da realidade.

Que é outra coisa que eu, Alcio, queria gravar, ou seja que, tanto neuróticos quanto psicóticos, não interessa, todo mundo nega a realidade na verdade. Os mecanismos são diferentes, mas eu não acho que o neurótico aceite a realidade. Eu acho que o neurótico, por alguns motivos que a gente pode pensar depois, ele consegue lidar melhor com a necessidade de acordo social, ele consegue se adaptar melhor ao social e se adapta ao grupo, faz certas coisas que são esperadas e não faz outras coisas que são malvistas. Então ele tem uma capacidade disso. Isso pra mim não quer dizer que ele saiba ver a realidade, apenas quer dizer que ele consegue viver em grupo. Porque o psicótico é mais difícil, o perverso, difícil de outra forma, difícil pro grupo, digamos assim, conviver com ele, não difícil pra ele.

Marcia, concordando comigo, enquanto come uma bananinha amassada: Ele caga pro grupo...

Digo: Ele caga pro grupo e fode o grupo, mas de qualquer maneira (isso o perverso mal trabalhado, não um perverso legal como eu, risos) eu acho que todo mundo tem tudo, perversão, psicose, em graus variados. Acho que essa coisa de idealização do neurótico é muito errada, quando a gente fala de a negação da realidade ser um privilégio do perverso ou do psicótico. Está muito claro pra mim que não tem nada a ver, porque, nessa hora em que ele vira pra pessoa e fala "Que bobagem, não fale sobre isso", o que é isso a não ser negação da realidade?

Ela retruca: Mas o neurótico também... pelo menos assim dentro do meu grupo de amigos psicanalistas, alguns, a impressão que me dá, que dizem assim... eu fico querendo sempre conversar, como se eu não pudesse perder tempo, tivesse essa pressa. Eu hoje me diverti. Mas eu gosto de certos assuntos, isso não é como trabalho pra mim. É como a gente tá conversando sempre. E, às vezes, eu vejo pessoas dizendo assim: "Não, mas você tem que saber brincar, se divertir, encontrar os amigos". Mas, às vezes, eu acho uma coisa tão forçada uma reunião social, onde as pessoas falam coisas assim... que não se encontram, que eu acho esquisito também, não me atrai, e tem gente que consegue fazer isso, sempre me incomodou. Incomodou no sentido neurótico, então consegue, dentro daquilo que você está falando, e eu não consigo. Por outro lado, eu sinto uma crítica como se eu estivesse sempre muito séria, sempre querendo falar de assuntos filosóficos ou profundos e eu não sou tão assim. Existem pessoas muito mais eruditas e profundas do que eu. Eu não tenho erudição nenhuma.

Falo eu, Alcio: Eu não sei, eu acho que a gente vive bem as coisas. A gente vive cada momento no seu momento. Agora, eu acho que a gente reflete muito e isso tem a ver com... bom, não foi à toa que a gente foi fazer aqueles porrilhões de anos de análise, e que a gente curte, a gente tem um tesão nessa coisa da cabeça, e das frases, das conversas e da comunicação. Talvez, se a gente não tivesse, a gente não conversasse. E tem pessoas que curtem fazer coisas juntos, ao invés de conversar, o que não quer dizer que elas sejam primárias ou primitivas, apenas quer dizer que elas têm outra relação.

Marcia:...

Alcio: Não, pois é, com um pensamento maneiro, que não quer dizer que seja maduro, apenas quer dizer que consegue mexer os quadradinhos do pensamento maneiramente. Eu acho legal. Agora, eu acho que tem uma coisa meio teórica como eu vejo em certas pessoas falando sobre morte, vida, dor, não sei o quê, de uma maneira muito bonita, mas meio teórica, você vê que falta vida ali... Eu li um artigo da Françoise Dolto, que a gente até podia ler junto, que o Ricardo Vaz postou na plataforma, em que ela fala da morte, ela tinha acabado de perder o marido e é muito interessante, porque chamaram ela pra falar sobre morte, né? E ela disse assim: "Bom, a não ser pela minha experiência pessoal, eu não sei por que vocês me chamaram, porque, na verdade, ninguém experimenta a morte". E ela começa falando isso, na verdade. É muito interessante. Hoje em dia, estou entendendo um pouco melhor, você não precisa de superego, você não precisa de pai nesse sentido superegoico, mas você precisa esbarrar no outro e saber que, nessa relação, você aprende alguma coisa. Eu ouvi um negócio, sexta-feira, da Priscila, que eu preciso conversar com ela mais, porque ela falou assim: "Não, a gente não precisa dessa coisa". Aí ela citou um autor, Winnicott: "A gente não precisa desse superego, esse superego a gente não precisa".

Marcia: O que você falou que precisa de superego, acho que me fugiu assim...

Alcio: Ela falou assim: "A gente não precisa de superego. A gente aprende a se relacionar na relação."

Marcia: Quem fala, a Françoise?

Alcio: A Priscila, citando o Winnicott. A Françoise Dolto tem essa coisa assim, eu entendi como acting, de você colocar não uma coisa superegoica, tipo assim uma figura hipotética de um pai, mas ela não: "Eu sou uma outra aqui, eu sou sua analista, terapeuta e você tem que me pagar". E é assim. Isso não significa um superego, isso não é uma crítica a você.

Marcia: O que eu estava pensando àquela hora, ao mesmo tempo em que você falava, o quanto eu ouvi da Françoise Dolto, embora eu tenha lido em outra época, lá no início da sociedade, pela Sueli, sobre o que é um superego. Aí foi justamente quando você estava falando isso, então eu estava ouvindo e ao mesmo tempo divagando.

Alcio: A gente estava discutindo supervisão e a Priscila falou: "Supervisão não pode ser superegoica, porque a gente não precisa de superego. A gente faz análise para se livrar do superego". E eu acho que é verdade, entendeu? Nesse sentido a minha análise foi perfeita. Talvez até demais (sorrindo maroto).

Márcia: Eu coloco umas pessoas em um lugar superegoico e minha analista me confirmou que faço um pouco assim mesmo, que não era só viagem minha, é óbvio que é dos dois lados.

Alcio: Não pode ser só viagem, né?

Marcia: E aí eu disse assim: eu não quero mais fazer isso pararara... Ah Marcia! Então o que é que é?

Alcio: ...

Marcia: Convencido, você é de uma arrogância, uma arrogância narcísica sem tamanho. Eu agradeceria a ela por ter me dado a oportunidade de conhecer essa pessoa maravilhosa que eu conheci.

Alcio: Isso aí é o que a Marcia chama de arrumar as relações para uma morte feliz.

Marcia: Quem quiser ler, problema dele...Não tenho raiva de ninguém. Eu acho que.. Tem uns livros que eu vou ter que selecionar, que eu quero ler antes de morrer.

Alcio: Tinha uma coisa que eu queria lembrar que foi aquela frase que o Ricardo falou na reunião, acho que é amiga dele, não sei se é paciente ou amiga, que virou pra ele e falou que queria encontrar um homem que a entendesse e depois explicasse.

Marcia: Explicasse. (risos)

Alcio: Eu achei essa frase maravilhosa. Outra coisa maravilhosa que eu quero lembrar é da Jane dizendo: "Não sou eu que falo pouco. Vocês é que falam muito". Isso eu achei maravilhoso também. A gente tem que gravar essas coisas porque são coisas muito boas, cara.

Marcia: Mas você vai ter saco de ouvir tudo?
Alcio: Não sei Marcia, mas olha só...
Marcia: Não, porque tem uma série de besteiras que eu não precisava estar falando, mas que você sabe que, ali no meio, vai ter uma "frasezinha" que você quer.
Alcio: E na verdade é o seguinte: é importante gravar, porque tem tanta coisa legal que a gente fala e pensa. A gente perde isso.
Márcia: Nossa! Você ainda tem uma erudição, eu até respeito, mas eu não tenho nenhuma. Por exemplo, hoje eu falei assim com...
Alcio: O que um aposentado faz na vida, pensa bem? Eu vou ter tempo suficiente na minha vida para ficar ouvindo gravações e ficar loucamente na minha vida fazendo livros.
Marcia: Isso é melancólico, pensando em mim?
Alcio: Melancólico em termos, né? Vamos com calma. Eu não fico melancólico, eu posso ter tristeza. Eu acho que uma coisa...
Marcia: Você vai ficar ouvindo essas gravações?
Alcio: Tocando aquela música *Sunshine on my shoulders*...
Marcia: Não. Aí você vai tocar aquela *Let it grow* que eu gosto...
Alcio: Você vai querer gravar coisas pras pessoas? Não? Gravar depoimentos, a gente faz filmes?
Marcia: Não sei se eu vou ter tempo de ficar sozinha e escrever.
Alcio: Ah, escrever, hoje em dia, com tantos meios eletrônicos, cara, você vai gastar muito tempo.
Marcia: Mas é melhor a pessoa ler, porque ela lê, me vendo do jeito que ela vê e não numa gravação, me ocorreu isso, na escrita fica uma coisa mais interna.
Alcio: Mas, se você não tiver saco de fazer isso, você pode gravar no seu telefone coisas quando você lembrar. Sabe qual é o problema? É que, às vezes, você lembra uma coisa numa hora que não tem como escrever também. Se a gente fica se limitando à escrita, você se poda, porque escrita é uma ato que requer uma preparação, você sentar, mesmo que você tenha um diário na mão, é complexo.
Marcia: Eu não escrevi nada nesses seis meses.
Alcio: Pois é.
Marcia: A única coisa que estou preocupada em fazer, pensando em fazer logo esta semana, é fechar o relatório de X, sabia, talvez eu

faça isso esta semana, que eu já comecei e é uma coisa que eu vou gastar assim duas horas, uma hora num momento, uma hora no outro. E aí eu vou ligar pra mãe dele e apresentar e depois ela vai falar que quer um... uma coisa eu vou explicar pra ela.
Alcio: Vamos dar uma caminhada?
Marcia: Vamos. Vou lavar a louça...
Alcio: E eu vou tirar aqui um negócio, que eu ia fazer uma pergunta que eu acho demais gravar.

Gravação por volta de 17 de julho

Alcio: Poxa vida, agora é que eu vim entender o que você está explicando.
Márcia: Estou sem voz, estou nervosa, não sei dizer, só que hoje com a Mônica, pena que você não tava aqui e você não chegou no clima que a gente tava, que eu tinha construído aqui. Mas ela fala dos reinos, do carma, do texto. A psicanálise está muito dentro do contexto não só da burguesia, não é crítica à psicanálise ter se desenvolvido na estrutura papai, mamãe, filho, familiar, assim. Esse tipo de célula.
Alcio: Pequeno burguês.
Márcia: Organização. Não é só isso, porque existe uma série de outras organizações que ocorrem. Sem se prender nos índios, mas eu até fico pensando, fora dos feudos aquela coisa, como é que era, os pobres... enfim. E era como seu tivesse várias fontes de informação, negócio dos ETs, esse negócio que você falou do "quasar", do vazio, ontem.
Alcio: É, dos quasars e dos bósons.
Márcia: Quasars. De que as pessoas existem na relação... aí ela tava falando, não sei se é no tibetano ou num outro que vai falar dos vários mundos, dos reinos, né?
Alcio: Seis reinos.
Márcia: Os seis reinos e tudo mais...
Alcio: Isso é no budismo em geral.
Marcia: Acho que é isso.
Alcio: Dos humanos, dos animais...

Marcia: Que o zen não cuida dessa parte, né?
Alcio: Não.
Marcia: E que um lama tava dizendo pra ela ver as construções como ilusões mentais ou como construções mentais e que isso ela sacou, e que uma coisa que ela tava sacando... E o cara que vê tudo como construção e ilusão prevê, não vai criar confusão. E ela falou também que uma coisa que ela tá começando a entender porque o cara fala para entrar na mandala, que aí que ela falou dos reinos e tal, mas dentro do meu conhecimento do que é mandala, entender mandala como uma trama, uma dinâmica ali, entrar de costas, entrar sem o controle, né? Aí ela tava falando que agora que ela tava entendendo melhor isso, falando dos mundos... e hoje eu entendi melhor também a questão dos mundos, ela explicando... é o entendimento dela, muito bacana. A própria Marlene falou, quando ela saiu, assim: "Nossa, ela tá bem zen mesmo". Ela contamina a gente. Eu tenho uma relação agora com Mônica que eu acho ótima.
Alcio: Ela tá muito calma, né?
Marcia: Tá muito calma e está estudando. Ela disse que tem atividade terça e quinta, se não fosse esse câncer e se eu não fosse casada, eu não tinha dúvida. Se eu conhecesse você, eu estava indo com você. Alugava e ia viver de renda de imóvel e ia pra lá. Não tinha dúvida.
Alcio: É, não sei.
Marcia: Hoje em dia eu acho que eu teria muito mais isso pra estar alinhando todas essas fontes de conhecimento pra minha compreensão das coisas e me soltar talvez mais na coisa da espiritualidade, perder o controle. O fato de abrir mão das minhas coisas: aposentadorias, paixões ou relações. Ir para um negócio desses, hoje em dia, seria isso. Eu não abriria mão da minha relação com você, eu acho.
Alcio: A gente poderia fazer isso junto.
Márcia: Exatamente. A minha proposta seria essa.
Alcio: Acho que não seria difícil não. Mas a gente tava pensando em uma coisa desse tipo, né?
Márcia: Ela até falou "vai pra lá tem uma moça com câncer", mas assim do jeito que eu estou não tem condições. Eu passo muito

mal, estou muito mal, não tenho o menor controle de mim, pra mim eu sou cabeça e pernas fracas, o resto não funciona.
Alcio: O que que houve com a sua voz agora?
Márcia: Porque eu tô com medo, eu tô lamentando, tô sufocada (Márcia suspira e chora).

Gravação entre 17 e 22 de julho

Alcio: Esta é a mulher de ferro: Marcia Meirelles. Na verdade a gente está lendo o capítulo 4 do livro *Presente no morrer (Being with Dying)*, da Joan Halifax. O capítulo 4 chama-se "A marionete de madeira e o homem de ferro". É isso aí.
Marcia: Você já leu a respeito do homem de ferro, a descrição do que seria o homem de ferro e a marionete de madeira, agora você vai fazer um resumo pra Paula do que é o homem de ferro e a marionete de madeira.
Alcio: Muito bem, vou fazer um resumo pra Paula. Então vamos lá. Capítulo 4. Essa aqui você conhece: Joan Halifax, uma mulher que é cuidadora, mestre zen e antropóloga também lá nos Estados Unidos. Enfim, o capítulo 4 é "A marionete de madeira e o homem de ferro". Compaixão sem si mesmo, otimismo radical. Pantufa. Pode falar.
Paula: Que pantufa fofa! Adorei! Muito fofa!
Marcia: A Marlene me deu na época da cirurgia.
Paula: Que lindo!
Alcio: Eu vou resumir isso aqui, olha só. O zen usa a imagem do homem de ferro e da marionete de madeira para dar não medo pra pessoa. Dar não medo pra pessoa, dar não medo pro outro, ou seja, tá cuidando, você não dá medo pra pessoa, dá não medo pra ela, ou seja, você relaxa ela.
Marcia: Tira ela do medo.
Alcio: Tira ela do medo, isso...
Marcia: Não chega a ser tanto, dar não medo, mais ou menos...
Alcio: É. Você reassegura a pessoa, porque a gente sabe que, na psicologia ocidental, se você é um cuidador e está mais ansioso ou se é dominado pela ansiedade de quem está sendo cuidado, né, é

aquele conceito do Winnicott da mãe suficientemente boa que pode conter (no sentido de acolher e segurar no colo) a angústia do bebê, sem ficar angustiada.

Paula: Bom?

Alcio: Isso é bom, porque você acolhe a angústia e o outro se acalma aos poucos, porque você está acolhendo. Você não está dizendo que ele não tá sentindo, você não está negando aquilo, mas você está dando acolhimento. Então o zen usa a imagem do homem de ferro e da marionete de madeira para descrever esse dar não medo. O homem de ferro ou mulher de ferro incorpora a compaixão pela força e equanimidade inamovíveis. Exemplifica as três qualidades: determinação, resiliência e durabilidade. Ele não se prende ao resultado e não tem interesse nenhum em oferecer consolo. Ele expressa o amor, sem piedade. Ele não tá consolando, ele não está preocupado em consolar ninguém: "Ah, coitadinho, nossa, como você deve estar sofrendo". Ele oferece amor, sem piedade. Ele não tem aquela coisa de ficar paparicando o outro, ele tem amor, mas isso não quer dizer que ele fique paparicando. Com a sua profunda equanimidade, o homem de ferro trabalha a partir de um pivô de intenção que lhe permite estar totalmente presente, inamovível nesse exato momento. Ele se coloca numa posição difícil e é fortalecido por ela, à medida que oferece força a essa posição. É o coração do nosso trabalho em estar com o morrer, essa prática contínua de derrota sublime. Como uma espada temperada que é derrotada pelo fogo e batida até se tornar cada vez mais forte.

Marcia: Essa imagem em comparação é ótima.

Alcio: Porque, na verdade, a têmpera da espada vem do fogo que vai derretendo o metal e da batida do ferreiro. Vai batendo. Então aquilo vai alterando a constituição molecular da espada e ela vai ficando cada vez mais forte.

Paula: Então volta... à parte que descreve... assim...

Alcio: Essa é o... é por isso que ela tá dizendo que ele se coloca numa posição difícil. À medida que você vai cuidar de alguém que tá morrendo, essa é uma posição difícil, mas isso fortalece.

Marcia: Uma posição em que você apanha.

Alcio: Você apanha o tempo todo e tá no fogo, mas, à medida que você vai fazendo isso, vai ficando mais forte.
Paula: Você cuidador?
Alcio: Você que tá cuidando... é.
Paula: E o que está sendo cuidado, não?
Alcio: Ela tá falando do cuidador por enquanto, mas no fundo... Marcia: Deve ser aplicável a ambos, os cuidados e os que estão cuidando de pessoas que morrem. Liberdade de ser e estar com a morte também. É duro, doloroso e belo. Sei como é (sorri).
Alcio: É, na verdade isso serve pra quem tá morrendo também. A outra imagem budista para dar não medo é a marionete de madeira, que é um tipo de símbolo muito diferente de compaixão. A marionete de madeira simplesmente responde ao mundo como ele é. Não existe si mesmo, não existe outro. Alguém está com fome, dá-se comida. Alguém está com sede, dá-se bebida, alguém está com sono, faz-se uma cama. Para a marionete de madeira, o mundo é que controla a marionete, e ela responde sem nenhum tipo de estratégia, motivação ou pensamento de resultado. Sempre se pode contar com essa marionete, porque a frente dela é aberta e suave. Ser uma marionete de madeira é ser testemunha e reagir ao sofrimento com um tipo de carinho que não conhece limite. A marionete de madeira e o homem de ferro praticam, ambos, aquilo que eu chamo de otimismo radical. Eles não têm expectativas quanto a um resultado específico sobre morrer uma boa morte ou ser um perfeito cuidador e, já que não têm essas ideias ou expectativas, eles podem realmente praticar o otimismo. Esse tipo de otimismo aparece diretamente do não saber. Ele é livre de tempo e espaço, de si mesmo e do outro. E ainda assim está embutido na derradeira matéria de nossas vidas cotidianas. Isso pode parecer um pouco enrolado, mas tem um significado real em estar com o morrer, Quando eu sento com uma pessoa que está morrendo... (ruído de telefone ou sino)
Marcia: Quedê?
Alcio: Tá em cima da mesa.
Marcia: Deve ser a Márcia.
Paula: Edna.

Alcio: Ela ia ligar pra mim. Você sabe. Continuando a fala da Joan: "Quando eu sento com uma pessoa que está morrendo ou com prisioneiros de uma penitenciária de segurança máxima, se eu deixar um único pensamento de resultado aparecer na minha cabeça, a verdade do momento morre."

Marcia: Eu acho isso superinteressante porque, toda vez que a gente vai fazer alguma coisa, a gente tem sempre uma preocupação, mínima que seja,

Alcio: ...com o resultado.

Marcia: ...na idade dela (Paula), maior ainda. "Eu vou fazer direito, eu vou fazer bem". O que ela está falando não é isso. Você vai simplesmente fazer o que for possível. E ela ainda fala: "Se eu deixar que um único pensamento de resultado se crie na minha cabeça, a verdade do momento morre".

Paula: É muito difícil conter esse pensamento, às vezes ele vem, quando você percebe, você já pensou.

Marcia: Mas, se você perceber que pensou, já é um passo dado a favor...

Paula: Mas às vezes, você leva uns dez minutos para perceber que pensou.

Alcio: Mas se você praticar, cada vez vai ser mais rápido.

Paula: Entendi.

Marcia: Cada vez vai ser mais rápido. Isso que você vai ter que fazer provavelmente vai te ajudar, se você lembrar essas coisas. Por isso que esse texto vai ser bom pra você. Você tem que lembrar isso. Imagina um bando de prisioneiros, se um pensamento desses entrar "ferrou!", ela não consegue fazer nada, porque ela vai tentar fazer alguma coisa e ela deixa de estar verdadeiramente ali pra eles, porque ela vai estar preocupada em fazer alguma coisa certa.

Paula: Por que ela já tá em outro lugar, por estar preocupada...

Alcio: Exatamente o que ela vai dizer: "Eu parei de estar ali com o que está sendo e comecei a ter ideia sobre a maneira que deveria ser".

Paula: E acaba que nada se realiza...

Alcio: Nada se realiza, porque aí você começa a ficar presa nessa ideia do que deveria ser.

Marcia: E a ideia da marionete de madeira é interessante. Vai fazer o que tem que ser feito...
Alcio: Independente do resultado.
Marcia: ...enquanto você faz de forma carinhosa.
Paula: Então na verdade, a marionete e o homem de ferro se complementam.
Alcio: Isso!
Paula: Você sendo uma marionete, você acaba se tornando um homem de ferro.
Alcio: Também. Exatamente.
Marcia: O que você falou?
Alcio: Que tem uma determinação ali de funcionar apesar do resultado.
Paula: E você consegue ser homem de ferro, se você for uma marionete, não é isso?
Alcio: Também. Por isso os dois são o par que está sempre junto.
Marcia: Eu falei pro seu pai que ele tá sendo bem isso comigo, porque hoje, por exemplo, eu tive um ataque de "pelanca" aí e ele continua carinhoso comigo.
Alcio:(risos) Até fiquei rindo.
Márcia: Mas eu também estava consciente do meu ataque de "pelanca", mas de qualquer maneira eu enchi o saco dele hoje.
Paula: (rindo) Vocês quebraram alguma coisa aqui? Teve briga aqui?
Alcio: (careta irônica) Não...
Marcia: Não, eu melhorei e comecei a reclamar de tudo, porque eu comecei a ver uma porção de coisas com lógica que não tava conseguindo ver antes. Eu tenho umas falhas no processo, claro, mas também não posso exigir que ...
Alcio: É claro!
Márcia: ...mas também não posso exigir que tudo seja como eu queira, né? Mas eu acabei hoje descarregando as exigências em cima dele.
Paula: Como assim?
Márcia: Vi coisas que eu não tava conseguindo elaborar antes.
Alcio: Isso é muito legal, né?

Marcia: E ele suportou legal.
Alcio: Joan: "As pessoas, frequentemente, me perguntam sobre o que é ter uma boa morte, mas na visão do otimista radical não existe morte boa nem ruim. Estar com o morrer é simplesmente estar com o morrer." Essa expressão eu estou traduzindo "estar com o morrer", porque em português é difícil traduzir.
Paula: A gente podia estar filmando isso...
Alcio: Eu estou gravando.
Paula: Ah, tá? Eu queria ouvir esse texto de novo.
Alcio: *Being with dying* é sempre *being with dying It is a being who does it in his or her way*. É por isso que em inglês dá pra fazer uma mistura, porque aqui, esse *being* no final já é um ser, ser no sentido de ser senciente. Ser com morrer é simplesmente ser com morrer, cada ser faz isso da sua própria maneira. Com nenhum tipo de ideia de ganho, nenhum tipo de apelo a resultado, o cuidador radicalmente otimista é testemunha e dá não medo. Ser testemunha é isso, você poder encarar o que tá acontecendo e ser testemunha do que está acontecendo sem ter expectativa do resultado. Um velho ditado zen fala disso de outra forma: "Pescar com o anzol reto". (pensou nessa imagem?)
Paula: Não, eu queria que você voltasse pra parte do *being*. Eu não entendi.
Alcio: As pessoas, frequentemente, me perguntam sobre ter uma boa morte, mas na visão do otimista radical não existe morte boa nem ruim. Ser com morrer é simplesmente ser com morrer. Cada ser faz isso da sua própria maneira. Com nenhuma ideia de resultado, nenhum apego ao resultado, o cuidador radicalmente otimista simplesmente dá testemunho e não dá medo, e dá não medo. Um velho ditado zen oferece outra forma de colocar isso: "Pescar com anzol reto". Quer dizer, não espere resultado nenhum.
Paula: Ah, o anzol é a pontinha?
Alcio: É.
Marcia: O anzol tem uma vara e tem a corda.
Paula: Faz uma curva?
Alcio: Certo.
Marcia: Aí ta sempre sendo puxado pela água, né? Então você sempre vê o caniço assim e o fio inclinado.

Paula: Mas o anzol em si...
Alcio: O anzol em si é um gancho.
Paula: É a lâmina da ponta.
Alcio: Exatamente. O anzol em si é a lâmina.
Paula: Então ele tem que ser curvo para prender o peixe.
Marcia: Ah, tá! Eu imaginei também...
Alcio: Uma vara.
Marcia: ...só uma água parada. Tem aquela representação de filme que aparece um garoto com a vara reta, o fio, né?...
Alcio: Não, não é isso não. É no sentido que ela falou. Porque a palavra em inglês é *hook,* é o gancho do anzol. Pescar com um anzol reto, quer dizer, não espere resultado. Não prende nada. Quer se esteja no começo, no meio ou no fim, simplesmente exista no aqui e agora. Joan: "Um amigo meu com AIDS lutou longamente na sua morte, mas ele finalmente chegou a um lugar onde, após muita dor, ele decidiu que estava sofrendo por todos os homens que tinham sarcoma de Kaposi. Dessa maneira, ele se colocou em paz. À medida que ele sentia sua conexão com todos aqueles em cujos corpos estavam florescendo lesões roxas, sua alta absorção narcísica o abandonou e ele foi inundado por amor. Ele me disse um dia que podia ver porque o sofrimento de Cristo era um modelo para o nosso: "quando você sofre, você sofre com todos os outros". Na sua dor, ele sabia que não estava sozinho. Enquanto ele falava, eu via uma lágrima de alívio descer lentamente pelas suas faces. Seus dedos se esticaram para os meus. Não havia nada a dizer, simplesmente deixamos nossos dedos se tocarem e se entrelaçarem. Ele, então, me pediu que o segurasse no colo e cantasse. À medida que eu o segurava, ele parecia um bebê grande e inchado, com lesões roxas cobrindo seu corpo inteiro. E suspirava, afinado, entoando a canção simples que ele pedira para eu cantar. Por um tempo, ele ficou completamente relaxado e parecia estar livre da dor e eu relaxei também. Ele tinha nos dado uma razão profunda pra nós dois, razão profunda de viver e deixar fluir. Uma vida espiritual não é sobre ser consciente de si mesmo ou usar um *bottom* dizendo: 'Eu sou um bodisatva'. É sobre fazer o que você tem que fazer, sem nenhum apego a resultado. A verdadeira compaixão simplesmente

faz o que tem que ser feito, porque é a única coisa a ser feita. Simplesmente porque é natural e comum, como ajeitar o seu travesseiro à noite. Algumas vezes o resultado pode parecer um resultado feliz e, frequentemente, também encontramos aquilo que chamamos de fracasso e assim é. Existe uma história zen famosa sobre a compaixão que consiste no diálogo entre dois irmãos, Dao Wu e Yu Yuan. A história é mais ou menos assim: Yu Yuan perguntou a Dao Wu: 'Para que o bodisatva da Grande Compaixão usa tantas mãos e olhos?' Porque o bodisatva da Grande Compaixão, que é Avalokiteshvara, tem mil olhos e mil mãos. Wu disse: "É como alguém que fica se esticando durante a noite, agarrando o travesseiro e ajeitando ele."

Márcia: Buscando o travesseiro pra ajeitar.

Alcio: É. Buscando o travesseiro para ajeitar no meio da noite. Está escuro, você busca o travesseiro e ajeita. Yuan disse: "Eu compreendi". (risos meus e da Marcia)

Paula: Vocês são dois sacaninhas. Acabou a história? Não tem graça.

Alcio: Até o bebezão (naquele período, apelido da Marcia porque estava com a cabeça raspada e a barriga dilatada) tá rindo.

Marcia: Achei engraçado porque você falou "não entendi"...

Alcio: Achei engraçado porque você falou "não entendi" e o outro falou "entendi". Ah, mas aí o cara virou pra ele: "Como é que você entendeu?

Marcia: Você foi muito mais honesta.

Alcio: Como é que você entendeu isso? Exatamente. Aí Yuan disse: "Por todo corpo dele estão olhos e mãos". Disse então: "Você falou bastante bem, mas você só entendeu 80%". Yuan disse: "E o que você diz, então, irmão mais velho?" Wu disse então: "Através do corpo todo o corpo estão mãos e olhos".

Marcia: E qual a diferença das duas frases? Repete a primeira que ele fala como é que ele entendeu...

Alcio: A primeira frase que o cara fala que entendeu é assim: "Por todo, sob todo o corpo estão mãos e olhos". E aí, a frase que ele fala é: "Através do corpo, por todo o corpo estão mãos e olhos".

Marcia: Repare a diferença das duas frases. Repete a primeira como é que ele fala que entendeu.

Alcio: A primeira frase que o cara fala que entendeu é assim: "Por todo, sob todo o corpo estão mãos e olhos". E aí a frase que ele fala é: "Através do corpo todo o corpo estão mãos e olhos". Você continua não entendendo, não é?

Paula: Eu entendi que ele tá ali por inteiro, pra amparar e observar onde é que ele tem que amparar.

Marcia: E não é só por todo corpo, mas através...

Paula: ... através do ser dele...

Marcia: Aí, você quer ver um exemplo do que tem a ver com a história que você estava contando agora há pouco, totalmente diferente. Tava falando do sarcoma...

Alcio: de Kaposi.

Márcia: ... de Kaposi que todos teriam como ele etc.... é... eu tava, quando eu ganhei esse girassol ontem da Mônica, eu falei "ah, eu ganhei um girassol outro dia" – falei pra ela. Quando você entrou hoje assim, bom, mas o que você me deu era maior, eu disse: Gente! Mas é isso! A sensação que eu tive quando eu te dei um girassol, eu não ganhei um girassol. Eu tava me lembrando do girassol que eu te dei, mas a sensação que eu tinha de girassol era como se eu tivesse ganhado também, porque eu escolhi de um jeito, né? Por isso que é essa coisa do atravessar. Eu escolhi pra você, tão inteira, que aquilo foi como um presente pra mim também e aí eu fiquei com a sensação, quando ela falou do girassol, que eu tinha ganhado um girassol. Na verdade, eu tinha te dado um girassol. Eu não ganhei um girassol até agora, eu acho que não, né? Até agora não tinha ganhado nenhum. E eu me lembrava de ser assim uma coisa impactante, quando você me falou "o meu era maior", que realmente aquele girassol que eu dei pra você era enorme!

Paula: Em si só, ele já era um girassol impactante.

Marcia: Então é curioso, porque eu acho que passa muito essa coisa do atravessar. Quando a gente faz uma coisa por inteiro é como que se atravessasse a gente.

Alcio: É, eu gosto muito dessa imagem do travesseiro no meio da noite, porque é uma coisa totalmente natural, você não pensa a respeito, aquilo acontece por você entendeu? Na verdade, é como você falou: atravessa o corpo todo por dentro, mas mais do que isso...

Marcia: ... a capacidade de observação...
Alcio: É uma coisa, é uma coisa que é natural nele, quer dizer, ele não tem que pensar nisso, né? Isso acontece. Isso é um acontecimento, isso faz ser o que ele é. Essa conversa parece misteriosa. Até que nós pensamos sobre o que realmente é um bodisatva. É um arquétipo budista de compaixão e destemor, um ser desperto que fez os votos de voltar, vida após vida, a fim de salvar os outros do sofrimento. Os bodisatvas poderiam deixar o nosso mundo de dor e sofrimento pra sempre pra trás, mas, deliberadamente, escolhem renascer nessa terrível e bonita floresta da vida para praticar a compaixão. Os bodisatvas terrenos são aqueles homens e mulheres, aquelas marionetes de madeira e homens de ferro que dedicaram suas vidas a despertar essas qualidades, quer como cuidadores, quer recebendo cuidados.

Marcia: Chega, né?

Alcio: Último parágrafo, último parágrafo não, última frase. Na metáfora que Yu Yuan usa, eles estão cobertos com os olhos que veem as necessidades do outro e mãos que se esticam para ajudar, portanto essa troca dos dois irmãos nos ensina que a verdadeira compaixão, com as suas miríades de mãos e olhos, é, em cada pedacinho, tão natural, comum e cotidiana como puxar o travesseiro pra sua cabeça no meio do escuro da noite. Então Dao Wu vai mais adiante. Ele observa que a compaixão é como o sangue no nosso corpo, como os nervos que correm pelos nossos dedos. Ela é o nosso ser inteiro. Na compaixão total, sugere Dao Wu, através do corpo inteiro nós não sentimos medo e nós não damos medo. É isso aí. Legal né? Ainda falta uma boa parte desse capítulo, mas é ..

Marcia: Para a gravação.

Alcio: Vou parar a gravação.

Marcia: Eu achei engraçado a Paula chegar nessa hora.

22 de julho de 2011, outra conversa gravada

Alcio: Gravando mentiras do Alcio.
Marcia: Dia 21 de julho, 22.
Alcio: Hoje é 22.

Marcia: Declaração de amor. Aquele homem tá trepando com a mulher e diz: "A melhor mulher do mundo". "Nunca trepei com uma mulher tão gostosa." Todos eles falam isso.
Alcio: É verdade. Só que eu tava dizendo pra você, que você achou que eu devia gravar e eu acho que é legal, por outro lado pra eu me lembrar disso também. Tem a ver com o fato de eu ter passado 50 anos da minha vida pra achar você, quer dizer 49, e que eu acho que tem a ver com toda a experiência de vida e eu não estava procurando mais ninguém, na verdade, mas eu acho que a gente se encontrou num momento muito especial da vida da gente. Em que a gente estava disponível para esse tipo de relação legal, aberta que a gente tem.
Marcia: Agora que eu estava aprendendo com você a aproveitar, sem ficar preocupada com a velhice, e começar a aproveitar e gastar, eu me fodi toda, sacanagem.
Alcio: Você acha?
Marcia: Essa é a grande sacanagem. Acho. Tudo bem, se eu tivesse noção que ia morrer daqui a seis meses, mas se eu pudesse não viajar, vamos fazer isso, vamos fazer aquilo...
Alcio: É verdade.
Marcia: Claro que vai. É sacanagem e eu, quer dizer, na verdade eu tô aprendendo. É óbvio que tinha de ser uma coisa assim.
Alcio: Mas você tava conversando...
Marcia: De ficar presa aí.
Alcio: ...com a Marlene e ela falou aquela coisa que você disse pra ela de que, se era pra acontecer com alguém, era melhor acontecer com você.
Márcia: Justamente. Falei pra ela porque... as duas, não sei como estariam preparadas.
Alcio: Mas ela acha que você tem razão, porque na verdade você é a pessoa, ela acha que você é a pessoa que se trabalhou mais assim do ponto de vista não só de meditação, mas de psicanálise, na sua cabeça, e que talvez você possa estar ajudando elas a lidar com a onipotência da família, do tipo nada vai acontecer, a gente dá conta de tudo. Isso é uma lição mesmo que ela acha que só você podia dar, né?
Marcia: Hoje em dia acho que eu seria mais acolhedora se eu fosse... bem, se fosse acontecer com uma delas.

Alcio: Oi?
Marcia: Eu seria uma pessoa que acolheria bem.
Alcio: Como assim? Não entendi o raciocínio.
Márcia: Que, se eu fosse elas, eu seria uma excelente acolhedora.
Alcio: Ah, sim. (risos). Você quer dizer que já estaria acolhendo muito bem e você poderia dar o mesmo tipo de lição.
Marcia: É curioso porque, falando isso, na verdade, eu não faria o que a Marlene está fazendo, eu não deixaria de trabalhar pra ficar junto. Não sei, não estou pensando, mas eu sempre botei o trabalho em primeiro lugar, e como é que vou sustentar, ia estar meio enlouquecida com o trabalho e ao mesmo tempo queria ajudar, e levar e cuidar. Se fosse com a Marisa, nem sei, porque a Marisa mora em São Paulo, puta que pariu! Teria que ir pra lá, isso sim quebraria, inclusive, a minha onipotência. Eu não sei se a minha onipotência está quebrada, assim totalmente.
Alcio: Não? (risos)
Marcia: Eu acho que no fundo estou querendo dar conta, não tô aceitando.
Alcio: Nossa, Marcia! Você está lidando com essa situação... porra! É uma situação de merda com que você está lidando da melhor maneira possível, cara!
Marcia: Eu ainda... não caiu a ficha.
Alcio: Bom, o que precisa pra cair a ficha? Mas você tá vivendo isso, já teve raiva, revolta, já teve um monte de sentimentos, já ficou maluca aqui, já ficou berrando, já ficou esbravejando...
Marcia: São breves momentos.
Alcio: É, ontem, quando eu chorei com a Marlene, ela falou: "Mas é só isso?" Porque na verdade, ela... Mas ela entendeu. Porque eu solucei mesmo, mas na verdade foram só uns 30 segundos talvez. Depois voltei ao normal. Não que eu volte...
Marcia: ...do jeito que você faz comigo.
Alcio: É. Eu posso ficar desesperado...
Marcia: ...você volta ao normal, você para de soluçar.
Alcio: É... e aí ela falou: "Outro dia eu entendi porque eu tenho tido choro também. Só que eu paro também, quando eu começo a fazer drama comigo mesmo".

Marcia: Porque o choro também tem a ver com onipotência, né?
Alcio: E ela descobriu que a gente pode chorar um pouquinho que alivia bastante, sem necessariamente fazer um drama do tipo "como tô sofrendo".
Marcia: Que a impressão que a gente tem é que vai ter que chorar muito...
Alcio: Não precisa, não precisa.
Marcia: ...chorando esse problema.
Alcio: Eu chorei muito intensamente ali, entendeu, mas foram 30 segundos, foi suficiente, porque aquilo foi uma descarga do meu afeto. Mas ela falou que entendeu, porque ela disse que outro dia ela tava com a tua mãe e aí a tua mãe começou a chorar, começou a fazer aqueles dramas "como eu sofro", aí ela falou: "Mãe, sem drama. Tristeza tudo bem, mas drama não. Pelo amor de Deus, já tenho que lidar comigo mesma".
Marcia: Mas a mamãe é muito onipotente...
Alcio: E a sua mãe deu uma segurada, o que eu achei que foi bom ela dar uma chamada na sua mãe, porque sofrer todo mundo sofre, cara, mas essa "porra" de ficar... Eu percebo isso nitidamente, entendeu, tipo assim, ontem, aquele choro de 30 segundos me deu uma aliviada, eu não precisava continuar...
Marcia: ... (som corporal)
Alcio: (risos) Eu acho que isso vai dar uma espontaneidade que... que eu acho que vou ter que publicar essa conversa. Lamento te informar isso, mas eu quero já tua... quero que você fale...
Marcia: Não dou o consentimento pra você publicar o meu ... (rindo)
Alcio: Ah, por favor, pelo amor de Deus, dá? (risos).
Marcia: Meu ... não, você pode até contar, tá bom, mas mostrar não.
Alcio: Tá bom.
Marcia: No máximo pra minha irmã, pras suas filhas não.
Alcio: (risos) Ah, tá bom eu não preciso mostrar, mas posso contar?
Marcia: Pode. No máximo pra Paula e pra Bia.
Alcio: Transcrever a conversa?
Marcia: Não, transcrever com... não.

Alcio: Assim, com barulho de...? Escrito...? Não? Ah, posso. Eu não sei, eu percebo justamente isso. Eu acho que estou lidando muito melhor com as minhas emoções agora do que antes. Mas eu tô pouco, eu tô com muito pouco desejo de trabalhar, Marcia. Muito pouco desejo. Por que...
Marcia: Eu fiquei onipotente, porque eu era para ter parado de trabalhar em março, né? Depois de a gente já ter feito tudo que a gente tá fazendo, esse negócio de Icatu a gente não fez, a gente foi negando.
Alcio: É, mas vem cá...
Marcia: É muito triste. Ô Irene! Irene! Vem acabar de tirar a mesa, por favor, nós vamos preencher esse formulário agora.
Alcio: Calma, vamos precisar de 5 minutos.
Marcia: Sim, enquanto ela tira agora.
Alcio: Não, não tira a mesa não, vamos ficar conversando aqui.
Marcia: Calma!?
Alcio: Isso não vai fazer diferença.
Marcia: Cara, a gente tá empurrando com a barriga isso.
Alcio: Dez minutos cara!
Marcia: ...
Alcio: Eu sei. A gente está falando de outras coisas, agora você me cortou um pouco o barato.
Marcia: Por que eu fui lembrar isso agora?
Alcio: Por que você se lembrou do dinheiro?
Marcia: Não sei.
Alcio: Porque você falou que ficou onipotente.
Marcia: Porque me deu vontade de trabalhar.
Alcio: E você falou que tava onipotente.
Marcia: É, fiquei onipotente, ficamos né?
Alcio: Mas eu acho que não, cara. Eu acho que leva um tempo pra gente elaborar essas coisas. Você acha que é instantâneo?
Marcia: O Armando deu a dica que achava que não tinha tirado tudo.
Alcio: Sei, meu amor, mas acontece que leva um tempo pra cair a ficha, como você disse. Não é assim do tipo: "Ah, bom, então vamos fazer tipo uma listinha". A gente não funciona assim, Marcia. E depois eu acho que esse tempo foi superimportante pra gente,

a gente foi trabalhando várias coisas na cabeça. As pessoas foram trabalhando várias coisas...

Marcia: ...mas ainda assim, fui ficando onipotente no sentido de que, quando eu tiver fazendo químio, não vou poder viajar mesmo.

Alcio: Tá caindo...

Marcia: Ah, pois é. Isso aqui está deslizado, tá ruim.

Alcio: Quer deixar?

Marcia: Enquanto a gente tiver, enquanto eu tiver fazendo químio, eu vou trabalhar, porque a químio não vai me deixar fazer nada. Eu sinto muito enjoo.

Alcio: Sim, mas por que você acha que foi onipotência isso?

Marcia: E aí, na verdade, eu devia pensar que eu tinha que aproveitar aqueles 15 dias, aquelas semanas mesmo.

Alcio: Sim, mas você tem um problema aí.

Marcia: Se eu ainda tivesse feito seguro por invalidez.

Alcio: Mas, por exemplo, a gente não ia parar de trabalhar, instantaneamente, entendeu?

Marcia: Aquela menina fez bem em sair, porque ela sabia, como a X também sabe. Só que ela resolveu acreditar em mim, porque ela é onipotente. A mãe do menino lá saiu.

Alcio: É, mas aí também não resolveu, porque acho que ela queria trabalhar com você. Ela saiu porque essa é a conduta dela, a conduta da família dela. Ela foge do problema. Antes de dar problema; se der problema, dê problema sozinho. Mas tudo bem, é uma solução, mas não quer dizer que seja uma solução madura dela. É uma solução da doença dela, como sempre, entendeu? Agora, de qualquer jeito, eu acho que a gente teve o tempo que a gente teve, nesse sentido de ter que lidar com isso, deixando essa ficha cair aos poucos. Não tinha como a gente fazer diferente, a gente pode fazer diferente agora, que a gente pode ir remexendo no trabalho, você pode ir se despedindo das pessoas, fazendo um fechamento.

Marcia: Não sei se vou conseguir, com esse mal-estar é muito ruim.

Alcio: Você pode trabalhar duas, três horas por dia, separado assim, não precisa ser tudo seguido. Entendeu? Eu acho que você pode ir fazendo isso, entendeu? Agora, eu acho que, o que eu estou pensando, o que isso está me ensinando também é que eu não vou ficar adiando os meus planos, parar de trabalhar, entendeu? O que eu quero é escrever mais, eu quero aproveitar essa coisa de... É por isso que eu te falei também que eu não tô pensando...

Marcia: Você acha legal, por exemplo, depois que eu morrer você ter parado de trabalhar?

Alcio: Total? Não vai ser total, porque eu não posso parar de trabalhar total, mas eu...

Marcia: Os pacientes, essa coisa assim é uma ligação com o mundo.

Alcio: Eu sei, meu bem, mas não sei se eu quero ter só essa ligação com o mundo. Eu posso ter outra ligação com o mundo. Posso escrever, posso ter aluno, posso terminar o doutorado... O que eu penso é o seguinte: eu penso em terminar o doutorado até pra isso mesmo, para não ficarem me enchendo o saco, porque eu sei que vão me encher o saco, se eu disser assim: "vou parar de trabalhar, não vou fazer nada, vou coçar o saco". "Ah, você está deprimido, está em luto e saiu do mundo". Quer dizer, eu já sei que não vou nem poder ficar de luto, porque ficar de luto é... As pessoas acham que você está mal se você quer ficar sozinho.

Marcia: É, não tem nada a ver.

Alcio: É mais um problema, né? Eu vou ter que encarar esse problema das pessoas querendo me consolar.

Marcia: É como você faz comigo, coisa que, eu acordei às 4, é que eu tô deprimida, se eu não durmo, é porque estou deprimida (sorriso maroto).

Alcio: É, mas acontece que eu sou seu marido, né?, e as pessoas que vão tentar cuidar de mim não são minha mulher, aí vão me encher o saco e eu vou começar a ficar agressivo, porque eu vou estar de luto e vou reagir agressivo. Vai ser meio complicado, entendeu? Em algum ponto vai acontecer isso. Não, não tô bem, mas também não estou a fim de ficar falando sobre isso. Acho que vai dar problema, eu já tô antevendo essa cena. E aí... Irene, pode tirar essa mesa.

Irene: (sorrindo) Vou tirar.

Alcio: Porque a gente vai usar a mesa pra trabalhar. Eu já vi o que vai acontecer, entendeu, mas o que eu tô pensando então, para evitar esse tipo de coisa...

Marcia: Mas, depois que eu morrer, eu acho que vai ser um encadeamento, minha mãe, sua mãe, não acho que morram por minha causa. Não é minha causa, nesse sentido de...

Alcio: Eu tenho certa esperança. (risos)

Marcia: Meu pai vai perder o investimento da minha mãe...

Alcio: Esta gravação aqui, se aparecer eu tô fudido, né?. Esta gravação, se alguém escutar, eu estou na merda, vão ver que eu sou um monstro, né?

Marcia: (rindo) Tá matando a sua mãe.

Alcio: Não, pior é isso...

Marcia: Mas eu tenho medo disso desencadear mortes, porque vai ser muito ruim pra quem tá próximo.

Alcio: Olha só, eu acho: um, você não tem que se preocupar com isso. E dois, as coisas não são bem assim também. Eu acho que as pessoas vão ter as questões delas pra lidar, entendeu? Agora, eu acho o seguinte, por exemplo: a minha mãe vai ter um golpe na onipotência dela, absurdo.

Marcia: Ela não aceita o que está acontecendo?

Alcio: Não, ela não aceita. Ela está rezando, acha que vai dar tudo certo, entendeu? E eu sei que vai ser complicado, porque... Eu sei qual é a solução que existe pra isso. Aí a solução que ela vai dar é que Deus fez o melhor. Dentro do que tinha que acontecer. É a solução que os católicos dão. É complicado, porque eles vivem pedindo pra tudo ser diferente.

Marcia: Ah, essas promessas que eles me vêm contar até me irritam. As pessoas fazem promessa pra Deus, dá vontade de dizer assim: "Olha não precisa fazer promessa pra Deus, porque eu tô aqui. Se Deus quis que eu tivesse câncer é porque foi... Se Deus existe e tá tudo assim, então pronto. Pedir promessa, tá discutindo a decisão dele, deixa a decisão dele, Ele não é o Todo Poderoso? Às vezes eu tenho vontade... me irrita.

Alcio: Mas é que as pessoas não entendem que elas têm religião, na verdade é aquilo que a Pema Chödron disse naquele livro, é uma questão de ter uma babá o resto da vida, uma pessoa pra resolver seus problemas e na verdade não é uma religião que te faça, te ajude a dar sentido ao que acontece. Eu acho até que um cristão bem evoluído espiritualmente não faria uma promessa, porque ele entenderia que as coisas têm um fluxo.

Marcia: Mesmo essa coisa no espiritismo... Não sei se o fato de eu não estar muito crédula, de que eu tenha uma esperança, porque isso já tá tudo tomado, ou talvez eu devesse ter feito isso lá no início, mas não deu tempo, como eu fiz da outra vez. E aí eu posso pensar: eu não sei o que aconteceu, mas pode ter se tornado benigno. Né? Ou pode não ter tido mais nada, porque me ajudaram. Mas eu também fico assim, mesmo dentro do espiritismo é ambivalente, é paradoxal.

Alcio: Você sabe qual é a questão, Marcia? É que todo mundo morre, em qualquer religião e as pessoas... Qual é o problema na verdade, a gente quer sempre ganhar um tempo de vida normal. Agora, dentro de qualquer religião, tá bom, se não morre com 50, morre com 60, mas qual é a vantagem, porque no fundo ninguém quer morrer, nem com 50, nem com 60, nem com 90. As pessoas com 90 anos têm medo de morrer também. Então elas estão sempre pedindo a Deus pra não morrer, o que eu fico achando que é certa perda de tempo. Eu acho que a gente tem que pedir pra viver da melhor maneira possível o tempo que está vivo. Porque, na realidade, a gente não tem como explicar isso, na verdade. Eu acho que o que a religião pode ajudar a gente é no momento X você chegar lá, na hora que você morrer, acontecer o que tiver que acontecer, eu gosto da coisa budista, de imaginar que a gente vai encontrar as projeções inconscientes da gente, que é que nem quando a gente adormece. Quando a gente adormece o que é que acontece? Encontra mais o inconsciente da gente.

Marcia: Eu me lembro de uns pesadelos que eu tenho tido, que poderiam ser considerados pesadelos, eles são meio desagradáveis. Tem uns monstros, tem umas coisas assim...

Alcio: Vai acontecer isso também. O *Livro Tibetano dos Mortos* fala que é exatamente isso que acontece. Você encontra esses monstros, mas todo tempo você tem de botar na sua cabeça que você está num sonho, numa projeção inconsciente e de repente vai aparecer aquela Clara Luz e você tem que mergulhar de cabeça naquilo, do tipo se jogar do precipício.

Marcia: Eu toda hora penso, quando eu vejo essas coisas eu acordo, então penso, entrando em respiração, só isso, depois eu durmo de novo.

Alcio: Agora, pra isso eu acho que o budismo é melhor do que qualquer outra coisa.

Marcia: Eu não sei se vou ver Clara Luz, não sei se vou ver monstro...

Alcio: Normalmente é o exercício de visualização que a gente faz, é a gente se transformar em luz e se dissolver na luz, só isso. Se permitir se dissolver, entendeu? Abandonar esta forma. É difícil. Mas o que eu tava dizendo...

Marcia: Suponho que tem um ego que se apega, como é que se diz o termo que eu não conheço, meio alma, meio espírito, sei lá, que ficaria insistindo em não diluir.

Alcio: É, não, na verdade é isso, o ego é na verdade a tentativa de manter tudo colado, né? Quando o corpo se dissolve, pro budismo, o ego é essa tentativa de manter tudo junto, como se fosse assim aquela coisa de querer continuar existindo, mas só que isso é um sofrimento no fundo. Desapegar é você deixar acontecer o que tem que acontecer.

Marcia: Eu sempre fico só espantada que logo agora que eu tava vivendo tão bem. Internamente comigo, em relação a você, embora tivesse pequenas "questõezinhas" que incomodassem...

Alcio: Bem pequenas (rindo).

Marcia: Mas até isso tava diferente, porque essas mentirinhas, que evidentemente são mentiras, me incomodavam. E que tinham diminuído. Posso entender que acabo invadindo a sua individualidade, mas, às vezes, eu nem preciso saber. Mas tirando isso, mesmo na relação com você, eu tava vivendo muito bem, quando, por exemplo, você estava estressado e a gente poderia começar a brigar, eu tava vendo, que eu tava, tipo, achando um meio de não entrar no conflito, e eu te acolher na tua raiva, no teu incômodo e esperar aquilo passar pra depois falar. Até isso...

Alcio: Mas isso não é muito frequente não.

Marcia: Essa gravação é pra você não é Alcio? (sorriso)
Alcio: Eu sei.

Marcia: Então pronto. Assim como eu acho que você também aprendeu a me acolher com coisas que você não sabia, embora isso fosse pouco frequente.
Alcio: (risos) Ah, sabe lá quem vai escutar isso depois, no futuro. A humanidade pode valorizar...
Marcia: Então não gravemos, deixa morrer, desapega.
Alcio: Ah, não. Tem uma transmissão.
Marcia: É uma forma de desapegar, né?
Alcio: Mas acho que isso ajuda os outros...
Marcia: Mas você não acha que na nossa relação a gente tava assim, no máximo... Nossa viagem à Europa foi maravilhosa. Até com sua mãe, nós dois sustentamos um estresse com a loucura dela (que ela não escute isso). Ela é absolutamente maluca e eu fui perceber a partir disso as minhas maluquices também.
Alcio: Com certeza.
Marcia: Como você tem as suas diferenças, né?
Alcio: Mas acho que a gente tem muita paciência, assim, com a gente.
Marcia: Até quando você se incomodou, se irritou com tudo, não aguentou, porque eu achei que até que você aguentou bastante. Entre a gente, a gente não se contaminou com aquilo.
Alcio: A gente nem ficou brigando.
Marcia: Eu me apoiei em você, você se apoiou em mim. Não só acolhi, como você também se apoiou em mim. Isso é muito gostoso, saber que você conta comigo. Eu me sinto importante pra você. Uma grande vantagem que eu senti quando parei de trabalhar 40 dias, que eu voltei, é que eu me senti muito útil, muito, eu acho que ajudei muita gente nesses seis meses. Pode ser fantasia minha, mas muita gente quis ficar, poxa, eu tive um câncer, uma paciente quis ir embora. O resto soube e quis ficar. Perguntaram: "A senhora não vai ter mais nada?" Isso eu não sei, em princípio eu dei muita sorte.
Alcio: Pelo menos você já explicou e vai ser mais fácil dizer que voltou. E que aconteceu o que você não queria que acontecesse, mas isso você vai ter que trabalhar dessa maneira mesmo. E vai ter que dar um tempo pra eles poderem falar sobre o que estão sentindo e acho que vai ser meio custoso, mas...

Marcia: Barra pesada!

Alcio: Por outro lado, eu acho que vai ser bom pra você também, no sentido de poder colocar um fecho nessas relações, acho que a coisa de morrer, instantaneamente, tipo o Gilberto e a Tânia, tem um lado muito ruim, você não pode fechar as suas coisas. Você deixa todo trabalho para os outros, eu acho que não gostaria de deixar todo o trabalho pros outros, entendeu? Aí eu acho que não é legal, sabe, porque eu acho que tem toda coisa de fazer um fechamento. E aí eu acho que nesse ponto, pros seus pacientes, essa experiência desses seis meses foi interessante e o final também vai ser interessante.

Marcia: É, tem que ver se eu aguento, porque ao mesmo tempo eu não estou me sentindo com estrutura física que dê suporte a muitas emoções com relação a ele. Uma coisa eu tenho noção aqui, onde eu estou me apoiando em você, eu não sei se estou podendo acolher. Uma coisa é eu acolher aqui, sabendo que eu até acolho, mas me apoio também. Tudo bem que eu possa chorar junto com o paciente, claro. Eu sei que vai acontecer isso.

Alcio: É, mas você tem que ver, por isso que eu falei que, em algum momento, ver pessoa por pessoa, qual é a melhor estratégia, porque tem uma estratégia também, não pode ser à galega. O que cada um pode saber, como pode saber e como vai ser feito esse encaminhamento pra outras pessoas.

Marcia: E é grave isso. Tem uma menina que... E isso a fez buscar terapia e agora eu estou assim.

Alcio: Sim, mas diferentemente do..., você vai ter chance de falar com ela sobre isso. Tudo aquilo que pode ser falado de alguma forma pode fazer sentido, porque eu acho o seguinte, Marcia: nada tem sentido, a realidade não tem sentido, a realidade está muito além de qualquer sentido humano, mas a gente cria um sentido, a gente cria uma narrativa. O problema é a gente criar uma história onde as coisas se encaixem.

Marcia: É, a Nágile sempre fala: o sentido só pode vir depois. Eu falei e ela disse: "Fale nas fantasias que para você causaram o câncer". Esse sentido só se constrói depois, você só pode construir depois. Eu falei de tristes fantasias, uma delas era aquela que tinha te falado. Era expressar o meu sentimento de raiva por ter reprimido o nosso relacionamento.

Alcio: É, mas eu acho que tem essa coisa, né? Eu acho que a questão é a gente ter a humildade de saber que a gente nunca vai entender nem explicar as coisas. Mas a gente pode criar um sentido, criar uma narrativa. Sabe, a função humana é criar uma narrativa sempre. É criar uma historinha sempre.

Marcia: Não, mas, por exemplo, não, necessariamente, me satisfazer com essa historinha que explique. Eu já tenho três fantasias que eu falei pra ela.

Alcio: São três histórias.

Marcia: E aí, na verdade, não tem história nenhuma.

Alcio: Não, eu sei, mas, você está entendendo? Na verdade, são três mitologias que você criou. A gente, a gente...

Marcia: Ela falou até a mesma coisa: mitologia.

Alcio: O que é mitologia? É criar suas histórias. Quando aquela história grega toda criava... Caía um raio, caía em tal lugar era porque Zeus queria fazer alguma coisa. Então tudo tinha um nome, tudo tinha um sentido. Eu acho que essa mitologia é a função da gente. É só a gente não se apegar demais à mitologia do eu. Agora, o que eu estava falando no começo dessa coisa especial que a gente tem, e aí você começou a falar de achar outra pessoa etc., etc. Eu não tenho a menor vontade, entendeu? Não é por isso, é por uma questão de que eu acho que o que a gente construiu foi muito especial, nada vai ser igual. Claro que eu posso encontrar outras pessoas. Eu não sou esse tipo "jamais encontrarei alguém", mas eu digo assim, a disposição é zero pra qualquer coisa desse tipo. Porque eu acho que foi muito especial em 50 anos encontrar você. Eu acho que não vai rolar. Também não estou a fim de ter mulher de qualquer jeito, dessa maneira. Acho que eu quero me proteger um pouco dessa coisa de relação muito íntima. É muito difícil encontrar uma pessoa.

Marcia: É, eu sei, Alcio, mas, quando eu me separei do Marinho, eu também não quis mais isso, por isso, achei que nunca mais ia encontrar...

Alcio: Eu sei meu bem, mas pensa bem, o tempo que a gente levou para achar...

Marcia: ...uma coisa tão legal, e eu encontrei mais legal ainda.
Alcio: Eu também adorei.
Marcia: Durante dois anos fomos só amigos...
Alcio: Então, mas eu não sei, acontece o seguinte, a gente por acaso estava pronto. Eu estou mais interessado num projeto meu, entendeu?
Marcia: Embora hoje em dia, eu não gostaria mais, nunca faria uma relação igual a que eu tive com o Marinho, entendeu? Não porque não é possível, porque eu não quereria.
Alcio: O que eu estava te dizendo...
Marcia: Embora ali eu tenha aprendido muita coisa que favoreceu uma relação como a nossa.
Alcio: Eu queria compartilhar com você era mais em termos de você entender o que era o meu projeto.
Marcia: Eu sei, mas eu acho que o fato de desistir da coisa, é aí mesmo que aparece alguma coisa, às vezes até mesmo mais interessante.
Alcio: Vamos ver.
Marcia; Você não sabe...
Alcio: Eu acho que dá pra fazer essas coisas. Eu estava pensando outro dia uma coisa que, quando eu estava na adolescência, eu escrevi muito que eu não queria entrar na sociedade de consumo, pequeno burguesa, e acabei entrando.
Marcia: Não tem como, o mundo em que a gente vive é esse não é, Alcio? Não tem como, a menos que você fosse pra Lumiar, ficasse lá, ou pras praias lá em cima no Nordeste, onde muita gente foi fazer pousada pra sobreviver. Não tem jeito, a gente vive numa sociedade de consumo.
Alcio: Ainda me lembro de uma coisa que escrevi aqui. Eu acho que é estranho como a gente segue a vida. Cadê?
Marcia: Eu nem li todos os seus diários. Eu li bastante uma época.
Alcio: É verdade. Olha aqui: Aqui, estava pensando em minha vida...
Marcia: Pô. (rindo da maneira como comecei a frase no diário da minha adolescência)
Alcio: Pô. "Quais as minhas perspectivas? Tornar-me um químico e ganhar talvez o suficiente para uma vida bem burguesa, casar e ter filhos. Hoje, juro que não vou fazer isso". Olha só!

Marcia: Hoje?
Alcio: É. (risos). Aí tem uma citação do Buda. Acho que é a primeira citação do Buda que eu tenho registrada, com 14 anos de idade recém-feitos, quando escrevia estas páginas. "Assim como os frutos maduros ameaçam cair das árvores, aquele que nasceu está sempre sob a ameaça da morte. Assim como o destino de todo vaso saído da mão do oleiro é partir-se, o da vida dos seres é acabar-se". "Vivamos felizes sem ser enfermos no meio dos que o são. Habitemos entre os enfermos sem o ser". "Vivamos felizes nós que nada possuímos". "Seja a alegria nosso alimento, como é a luz para os deuses resplandecentes". "Assim como o rochedo não pode ser abalado pelo vento, nem a censura, nem a lisonja têm qualquer poder sobre o sábio". "Inútil numa batalha vencer milhões de homens, vencer a si mesmo é a maior vitória". O que você leu ontem.
Marcia: O que eu li ontem?
Alcio: É no zen, aquele negócio...
Marcia: Ah, sim, sei disso...
Alcio: "Que te pode interessar que outrem possa ser ou não culpado, bom amigo, olha teu próprio caminho". Isso é muito interessante. Eu já tava sacando aos 14 que essa história de ficar culpado não adianta porra nenhuma. "Quando afinal poderei morar numa furna da montanha sozinho com o pensamento da instabilidade de toda existência? Quando afinal, coberto de andrajos, nada tendo de meu e sem desejos, destruídos em mim o amor e o ódio, hei de morar alegre na montanha?" "Ó encantadores sítios que rejubilam o meu coração, rochedos coroados de sarças onde reboa a voz do elefante selvagem, retiros onde murmura a chuva, montanhas por onde erram os sábios e de onde se ergue o grito do pavão. Aí é que acha a aprazível morada aquele que gosta da meditação e que se esforça pela libertação".
Marcia: Esse alguém aí, você copiou de mim? (sorriso amoroso)
Alcio: Copiei do Buda. "Quando no céu batem seu tambor as nuvens da borrasca, quando as torrentes da chuva enchem os caminhos do ar e o solitário num côncavo da montanha se abandona à meditação, não, não pode haver alegria mais alta. À margem dos rios enfeitados de flores, coroado pela guirlanda matizada das florestas

senta-se o solitário alegre, mergulhado na meditação, não, não pode haver alegria mais alta. Nirvana, Nirvana, que vem a ser o Nirvana? O aniquilamento do ódio, o aniquilamento do desvario. Eis o que é o Nirvana. Como pode o Nirvana vir a ser conhecido? É pela libertação da miséria, pela paz, pela calma, pela felicidade, pela pureza que o Nirvana pode vir a ser conhecido. Quando o espírito percebe a impermanência de todas as formações, o sofrimento e a ilusão da personalidade, então ele se une ao elemento imortal do Nirvana absoluto. O discípulo que renunciou ao prazer, ao desejo, que é rico de sabedoria, esse alcança nesse mundo mesmo a libertação da morte, o Nirvana – a morada eterna. Não suspiro pela morte, nem pela vida, consciente e de espírito vigilante, espero que chegue a hora."

Marcia: Não sei se percebo essa impermanência e instabilidade, mas eu tenho encontrado a calma, por mais que eventualmente eu me desespere, mas fica mais na hora, no lance, com o calmante antes de ir pra cirurgia, não gostei. Se bem que eu acho que não fui tão nervosa na hora dessa cirurgia.

Alcio: Também acho que você deu uma segurada.

Marcia: Nem eu segurei, não tinha que. Tinha menos nervoso. Eu estou ficando muito mole. Eu estou querendo me lembrar se isso me dá condições de viajar, entendeu?

Alcio: Acho bom você observar mesmo.

Marcia: Sentar no carro assim dá pra viajar. Quando é que tem que tirar os pontos?

Alcio: Dia 4.

Marcia: Quatro é segunda-feira, dia de trabalho.

Alcio: Quatro é segunda-feira não, acho que é uma sexta-feira.

Marcia: Quinta-feira, dia que eu ia voltar a trabalhar. Não sei, às vezes, eu fico sem saber se caiu a ficha, se não caiu a ficha.

Gravação em 23 de julho de 2011, Itororó

Alcio: Apesar de...
Marcia: Eu vou tomar o Nujol.
Alcio: É, tá bom.
Marcia: Desculpe. Vai indo, eu vou pegar...

Alcio: Eu quero deixar gravado isso, que isso acontece frequentemente na nossa relação. Quando eu começo a ver uma coisa, ela começa com outra coisa.

Marcia: Vai lendo aí que eu tô ouvindo. Eu vou pegar o Nujol.

Alcio: Joan: "Apesar de técnicas para o cuidado compassivo terem sido desenvolvidas especificamente para pessoas que estão morrendo e cuidadores...

Marcia: Uma colher né?

Alcio: É, muitos desses ensinamentos sobre a morte podem também ser dirigidos a aventureiros saudáveis também. Acólitos ansiosos, não somente para explorar o espectro total das possibilidades da vida, mas também de focalizar, pragmaticamente, na única e singular certeza de nossas vidas. Após quatro décadas de sentar junto com pessoas que estão morrendo e seus cuidadores, eu acredito que estudar o processo de como morrer bem beneficia mesmo aqueles de nós que possam ter muitos anos de vida pela frente. É claro que pessoas que estão doentes ou estão sofrendo, estão morrendo de velhice ou de doenças catastróficas podem ser mais receptivas à exploração do grande tema da morte, mais do que aqueles que são jovens e saudáveis, porque ainda acreditam na sua própria indestrutibilidade. Mas, o quanto mais rápido possamos abraçar a morte, mais tempo teremos para viver completamente e pra viver na realidade. A nossa aceitação da nossa morte influencia não somente a experiência do morrer, mas também a experiência do viver. Vida e morte estão no mesmo contínuo.

Não se pode, como muitos de nós tentam fazer, levar a vida completamente e manter uma luta para manter afastado aquilo que é inevitável. No nosso desconforto, frequentemente fazemos piadas sobre a morte, a única coisa que é tão certa quanto os impostos. Woody Allen exemplificou de maneira famosa a atitude que a maior parte de nós considera normal. "Não é que eu tenha medo de morrer, eu simplesmente não quero estar lá quando acontecer." Essa é ótima. É engraçado, sim, mas a distorção trágica é que, quando você evita a morte, você evita a vida. E eu não conheço, não sei de você, mas eu quero estar lá, o tempo todo, na vida e na morte. Quando um grupo de pessoas se reúne para um retiro de meditação, mudanças importantes na mente e na vida de cada um podem se desdobrar.

Eu me lembro, frequentemente, de um retiro em particular em que, o que aconteceu num dia, ilustra com clareza chocante a fragilidade dos corpos humanos que habitamos e a gravidade daquilo que os budistas chamam de o grande assunto da vida e morte. Esse retiro, em particular, tomou lugar em alguma época dos anos 70, num lugar muito quieto da Ilha Cortes, no Canadá, num lugar chamado Instituto da Montanha Fria (*Cold Mountain Institute*). Era a manhã inicial do programa de retiro e nós tínhamos acabado o primeiro período de meditação sentado – zazen. O sino tocou suavemente para anunciar o fim do período e todos nós esticamos nossas pernas e nos levantamos para fazer o *kin hin*, meditação andando, mas um homem permaneceu sentado. Lembro-me de sentir preocupação, quando me virei para olhar pra ele. Por que ele não levantava? Ele ainda estava sentado na posição de lótus completa, com suas pernas perfeitamente dobradas e seus pés descansando nas coxas. Então, na medida em que eu ficava olhando chocada, seu corpo balançou para um dos lados, tremendo, e ele caiu no chão. Ele morreu ali mesmo. Havia vários médicos e enfermeiros que participaram do retiro e então tentaram fazer a ressuscitação cardiorrespiratória e administrar oxigênio, mas era tarde demais. Depois nós descobrimos que sua aorta tinha explodido enquanto ele estava sentado em zazen. Que nem aquele meu colega, Luís Alberto, morreu de aneurisma de aorta.

Marcia: E, quando isso acontece, a pessoa sente alguma coisa?

Alcio: Não dá pra saber, né? porque, se a pessoa sobrevive, diz que dói, mas acontece que, quando é assim, uma coisa mortal, talvez seja tão rápido que não dê nem tempo de o seu cérebro registrar.

Marcia: Tanto que ele ficou sentado.

Alcio: É.

Marcia: Ou na hora em que ele tremeu deve ter sido o momento em que ele tava com dor mesmo e morreu.

Alcio: Não, talvez ele tenha tentado levantar e por isso desequilibrou né?, porque ele tava na posição de lótus ainda. O tremor deve ter sido um abalo muscular depois de morto, isso acontece, às vezes. "Esse homem era bastante saudável, talvez estivesse no final de seus 30 anos. Ele, quase certamente, não tinha imaginado que, quando estava vindo para esse retiro, seria o retiro durante o qual ele morreria. E ainda assim, naquele dia, sessenta pessoas sentaram para meditar e somente cinquenta e nove levantaram." Que experiência também pra quem tava lá, né?

Marcia: É.

Alcio: É uma história que deixa a maioria de nós nervosos, nós que nos movemos através de nossas vidas, sentindo e agindo como se fôssemos imortais. Nós ficamos produzindo truísmos sobre a morte ser parte da vida, uma fase natural do ciclo da existência. E, ainda assim, esse ainda não é um lugar no qual a maior parte de nós realmente funciona. A negação da morte está sempre correndo triunfante pela nossa cultura, deixando-nos lamentavelmente despreparados quando é nosso tempo de morrer, ou o nosso tempo de ajudar os outros a morrer. Frequentemente nós estamos indisponíveis para aqueles que precisam de nós, paralisados que somos pela ansiedade e pela resistência, e nem ficamos disponíveis pra nós mesmos." Bem escrito, né?

Marcia: É, a ansiedade paralisa, né?

Alcio: Como alguém que trabalha com pessoas que estão morrendo, eu costumava me sentir um pouco apologética acerca de ser budista, preocupada que a minha prática pudesse parecer sectária e inadequada. Mas, ao longo dos anos, eu tenho visto quantos ensinamentos do Buda ajudaram a vida e a morte de qualquer pessoa de qualquer fé e as minhas reservas em usar esses ensinamentos se dissolveram. É crucial que nós ocidentais descubramos uma visão da morte que valorize a vida. O encontro entre Oriente e Ocidente desdobrou os dons de amor e morte, e agora podemos ver que são dois lados da moeda da vida. Espero que este livro, que reflete os quarenta anos de trabalho que eu tive no campo do cuidado com quem está morrendo, reflita de volta pra você algo das possibilidades extraordinárias que podem se abrir para cada um de nós na vida enquanto encontramos a morte. O que está escrito aqui não é teórico, mas fundamenta-se no meu trabalho com pessoas que estão morrendo e nos muitos anos em que eu tenho tido o privilégio de ensinar a cuidadores profissionais e familiares. Também fui influenciada pela minha amizade com o mestre Bernie Glassmann, que articulou os três fundamentos, uma base para fazer a paz. Os três fundamentos são: não saber, ser testemunha e ação compassiva. Não saber (*not knowing*), ser testemunha (*being a witness*) e ação compassiva (*compassionate action*). Esses três refletem o tipo de experiências que eu tenho tido com pessoas que estão morrendo, com pessoas que estão de luto e com pessoas que são cuidadores. Os fundamentos se tornaram linhas mestras para mim que pratico estar com o morrer.

O primeiro fundamento, Não saber, nos convida a abandonar ideias fixas sobre os outros e nós mesmos e abrir a mente espontânea do principiante. O segundo fundamento, Ser testemunha, nos chama a estar presentes com o sofrimento e alegria do mundo, do jeito que se apresenta, sem julgamento ou sem qualquer apego ao resultado final. O terceiro fundamento, Ação compassiva, nos convida a voltar ou retornar para o mundo para nos libertar e libertar os outros do sofrimento. Eu tenho usado os três fundamentos no meu trabalho com os que estão morrendo desde que o Roshi Bernie os compartilhou comigo anos atrás e eles são usados neste livro e como um caminho para considerarmos como podemos estar sendo junto com o estarmos vivos, junto com o viver e o morrer.

Como vocês verão, eu não faço muita diferença neste livro entre viver e morrer. Normalmente fazemos uma dicotomia falsa entre viver e morrer, quando na realidade não há separação entre eles, somente interpenetração, continuidade. As meditações e práticas aqui oferecidas podem, com algumas modificações menores, ser feitas por você mesmo, se o doente estiver morrendo, ou por alguém morrendo que é uma pessoa que você ama, para você mesmo, se você for um cuidador, para todos os seres ou simplesmente porque torna a nossa vida mais vívida e suave. Após cada capítulo deste livro, eu ofereço sugestões para meditação que você pode fazer por sua conta mesmo." Aproveita para colocar a madeira. (Marcia estava mexendo na lareira)

Marcia: Vou aproveitar, meu bem. Calma. Estou só ajeitando. Você quer fazer?

Alcio: Não, faz. Eu acho tão legal você fazer. "Após cada capítulo desse livro, eu ofereço sugestões para meditação que você pode fazer por sua própria conta. De forma que você possa ter alguma experiência prática de como é começar a olhar para o grande assunto de maneira concentrada e integrada. Essas práticas são *upaya*, traduzido do sânscrito como meios habilidosos. Técnicas e tecnologias que podemos usar para ser mais talentosos e eficazes no nosso viver e morrer pelo treinamento de nossos corações e mentes. São portais em que devemos entrar sempre de novo, até que eles se tornem nossa propriedade pela nossa própria experiência com eles.

Marcia: Essa ideia de portal é o que eu falo, que usar eventualmente a maconha me abriu uma porta e eu não usei. A maconha é pra se viciar, pra ficar anestesiada, como o X ou a Y usavam, né? Ui, desculpe, falei nomes, mas enfim, algumas pessoas usam porque acabam ficando querendo mais, querendo mais, ficando anestesiadas. Mas isso de abrir uma porta, a meditação, sem dúvida, abre. Agora, tem que ter a prática né?, a gente para uns dias, faz diferença... (Marcia sopra)

Alcio: Usa o fole.

Marcia: Eu quero com meu sopro. Energia.

Alcio: Algumas vezes digo que nosso mosteiro em Santa Fé deveria ter um *slogan* sobre seu portão: "Apareça". Isso é tudo que temos que fazer quando meditamos, simplesmente aparecer. Nós trazemos a nós mesmos, a todos nossos pensamentos e sentimentos a prática de ser com aquilo, com qualquer coisa que seja. Quer estejamos cansados, zangados, medrosos, enlutados ou simplesmente resistentes e indispostos. Não interessa realmente o que estamos sentindo, a gente simplesmente vem ao templo e senta. Portanto, experimente usar qualquer coisa que surja para você como componente da sua prática de meditação.

Alcio: Vejam só o que está aqui hoje, resistência. Interessante, ou talvez, hoje eu estou apavorado, deixe-me sentar com isso. A nossa atitude de abertura e inclusividade, não é assim que se fala em português? Inclusividade? Bom, nossa atitude de abertura e inclusão é essencial como base para trabalhar com o morrer, a morte, o cuidar e o enlutar. O único modo de desenvolver a abertura para as situações como elas são é praticando as parcerias da presença e aceitação. Nós damos o nosso melhor para experimentar tudo, tão totalmente quanto possamos, não recuando diante do aspecto vivo de qualquer experiência, não importa quão assustadora ela pareça inicialmente. Isto é na verdade um estado totalmente comum, ordinário. Eu chamo isso de darma... em inglês está assim: 'I call it no big deal dharma'. É um darma comum."

Marcia: Que não é grande coisa.

Alcio: É. "Eu chamo isso de darma que não é grande coisa, simplesmente a vida cotidiana. Não é nada especial. Com esse tipo de consciência aberta, espaçosa, nós estamos completos e este momento está completo. Não há nada especial para tornar manifesto, não existe nenhuma realidade transcendental para ser alcançada. Nada fora de nós, nada fora daquilo que está se desdobrando em qualquer momento dado." Isso é bem legal, né?

"A prática contemplativa é uma atividade completamente natural. Temos de ver nessa maneira direta e simples as coisas exatamente como elas são. Apesar de que, certamente, ajuda ter sido treinada nesse processo pelo zazen. Nós não precisamos reservar um tempo, um lugar particular ou produzir um estado especial de mente a fim de fazê-lo. Nós é que temos que forçar a experiência em nós mesmos. Quando o esforço é demais, autoconsciente, experiências mentais estranhas surgem, simplesmente observe-as, aceite e deixe-as fluir. Observe, relaxe e deixe fluir: três aspectos chave da atenção plena. Observar, relaxar, deixar fluir. A mente do não saber é simples, é direta, é aberta e é fresca. Este tipo de mente é como nuvens no céu: a água que flui, o vento leve, nada obstrui. Quer você esteja escrevendo, caminhando ou em zazen, esteja disponível para usar todos os ingredientes da sua vida à medida que se apresentam para você. Eu lhe prometo que, como o poeta Rilke escreveu, "nenhum sentimento é o último". Por mais que qualquer desconforto pareça insuportável, no final das contas tudo o que procuramos é temporário e, por favor, faça o esforço de estar presente para a sua própria vida em cada momento e neste momento, porque ela é perfeita da maneira que ela é."

Marcia: Você vai pular?

Alcio: Não, isso aqui é um negócio pra marcar. Tá na hora do seu suco, não tá?
Marcia: Não sei. Acabou o capítulo?
Alcio: Acabou. Vou começar outro capítulo.

Escrito pela Marcia em 23/07/2011, no Itororó

COMO VOCÊ QUER MORRER?
Qual o pior cenário de como morrerei? Quando, como, com quem, de que jeito?
Acho que o pior seria estar sozinha numa sala fria de hospital, sem conseguir respirar direito nem pedir ajuda e sentindo muitas dores no estômago, com enjoos fortes, vontade de vomitar e a pressão baixa, com os sintomas de quem teve uma hipoglicemia com dificuldade de respirar.

O lugar é frio e ouço as vozes das pessoas ao longe, mas ninguém me escuta. Posso até saber que o Alcio ou Marlene estarão de volta em breve, mas a sensação é de que não vou ter chance nem de ouvir a voz dele, como ouvi no fim da cirurgia de dezembro, colocando as mãos em concha à volta das minhas orelhas. Aquilo foi bastante aconchegante.

Também tenho medo de não cumprir com algumas promessas que fiz ou compromissos que assumi (casos). Faço a fantasia de que, se não der tempo de concluir o trabalho com X e Y, ficarei malvista, diferente do que sou, e, no caso da Z, de deixá-la ou jogá-la em situação similar a coisas que já vivenciou e a deixou nesta forma de estar na vida. Isso tudo tem a ver com o quando, porque já notei que calculei errado o tempo que tinha neste semestre. Não gostaria de ter vivido em parte numa ilusão.

Como você se sente? Como seu corpo se sente? O que está aparecendo para você?
Estava sentindo um alívio, mas o fato do Alcio ter dito que ia marcar 5 minutos e não marcou, deixou 10, começou a me estressar, 1º porque saí cavando coisas além do que eu talvez escrevesse e meu corpo dói muito por estar literalmente enfezada. Algo ficou esticado demais como minha barriga.

Como você realmente quer morrer?
Eu não quero morrer.

Tempo, lugar e tipo de morte ideal e quem estará com você?
Eu gostaria de morrer por volta dos 64 anos, considerando minha situação atual, bom, depois desse 2º câncer, e nas condições físicas em que estou, pelo menos. Mas gostaria de morrer expirando suavemente, relaxada, mesmo numa cama deitada, sem dor, com Alcio ao meu lado lendo ou falando das coisas que falamos em torno da morte do jeito que é percebida no budismo. Mas acho que gostaria de imaginar que iria em direção de alguém que me amparasse, que eu sentisse e conseguisse me entregar e me dissolver. Num lugar com boa energia à volta, tranquilo, com som de pássaros, tal como o Alto da Boa Vista, Mauá, Itororó ou lugar parecido que possa haver no Rio (sem muito som de carros).

Como me sinto
Um pouco mais calma, mas ainda com muita dor na barriga e agora na cabeça.

Capítulo XII

Dentro do estar sendo do Alcio, vivendo as semanas finais do processo de morte ativa da Marcia.

Diários do Itororó, Alto do Curuzu, 23 de julho de 2011
(transcrição de anotações que são parte do caderno de desenhos grande)

Aqui na pousada do Itororó, do meu irmão Rainer Dungs, repousamos neste fim de semana. Estamos fazendo um exercício do livro *Presente no Morrer*, de Joan Halifax Roshi, um exercício de meditação do Capítulo I, "Como você quer morrer?"

Na verdade é a Marcia que está respondendo, diante da questão de estar com um câncer de pâncreas, um adenocarcinoma ductal que não respondeu bem à cirurgia nem à QT neoadjuvante. O diagnóstico veio confirmado em 13/12/2010, dois meses após a última visita aqui. E desde então tudo mudou na nossa vida.

1ª pergunta: qual o pior cenário de como você morrerá? (Como, quando, de que, com quem, e onde). Depois observe como você se sentiu respondendo, como se sente depois de responder, o que seu corpo lhe diz.

2ª pergunta: como você quer realmente morrer? Qual lugar, tempo, tipo ideais de morte? Quem estará lá com você? Depois, de novo, preste atenção ao que está acontecendo com seu corpo/mente.

3ª pergunta: o que você está disposto a fazer para morrer da maneira que você quer morrer?

1ª resposta: meu pior cenário
– Morrer antes dos setenta anos, sendo assaltado por um bando de skinheads malucos nazistas, em algum país estranho, morrendo violentamente espancado, com dores atrozes, mas sem morrer rápido, sentindo ossos quebrados, afogando no próprio sangue, sem nenhuma

mulher, filha, amigo, irmão ou humano compassivo para me acompanhar naquele momento, morrendo uma morte estúpida, sem sentido, sem nenhum apoio espiritual, sem benefício para os seres.

Não foi agradável imaginar isso. Penso que meu corpo/mente se ressente da ideia desse tipo de sofrimento, muita dor física, abandono, desespero.

2ª resposta: minha morte ideal

Nem velho demais, totalmente dependente, nem abaixo dos 70 anos. Numa casa legal, simples, poderia ser minha casa, de alguma filha ou amigo, mesmo um *hospice* ou um mosteiro. Cercado por pessoas legais, de preferência uma parceira na vida, filhas, genros e neta(o)s, irmãos de prática, alunos, um tipo de *happening*. De velhice ou de doença, mas sem dor, lúcido, podendo me despedir e colocar a bagunça um pouco mais organizada antes. Podendo ajudar quem sabe alguém a chegar mais bem disposto depois até sua morte. E tendo a sensação de que fiz o que tinha e podia fazer, criei uma história legal, uma boa narrativa para a minha vida.

Muito legal imaginar essa cena, aliás curto imaginar também um velório maneiro e uma cremação festiva. A sensação corporal é legal.

3ª resposta: o que estou disposto a fazer para ter o 2º fim

Acho que até já estou fazendo. Tenho construído boas relações, relações que me acalentam o coração. Tenho praticado, o que me faz poder viver o que vivo agora da maneira que estou podendo viver.

Tenho que fazer mais exercícios, cuidar um pouco mais da saúde para morrer melhor. E tenho que me dedicar mais ao sonho do *hospice*, para sentir que estou fazendo jus ao meu potencial.

Mais tarde

Sinto que posso ser um professor razoável, se estiver vinculado a uma prática. Prática na vida. Um *hospice*, onde poderia também ter alunos, mas tudo vinculado a uma prática de vínculos, cuidado e amadurecimento pessoal, emocional, espiritual e coletivo.

Mais tarde ainda

Escrevendo, escrevendo, dos 12 aos 54 anos. São 42 anos de escritos, desenhos, "poemas" e so on. Pena que sumiram uns dois cadernos, pedaço da adolescência e início da idade adulta, sempre suspeitei que alguém deu fim nas mudanças pós-separações. Mas tudo bem. O que restou dá para ter uma ideia da trajetória (re)inventada. Afinal, cada trajetória é uma mitologia, cada narrativa um eu... Marcia dorme no sofá deste chalé tão aconchegante, a lareira queimando... CD de piano suave, ela adormeceu no meu ombro, olhando o fogo.

E-mail enviado pelo Alcio para seus colegas do Projeto INCA--Einstein de Atenção ao Vínculo e Comunicação de Noticias Difíceis, no começo de agosto

Queridos Amigos,
Estou escrevendo porque falar coisas íntimas com pessoas queridas costuma me emocionar demais atualmente, o que atrapalha a comunicação clara. Apesar disso, considero necessário dar algumas informações a todos vocês, com o objetivo de explicar de uma maneira a mais delicada possível o que estamos passando agora, a fim de me poupar de ter que repetir a mesma história triste a cada momento que encontro ou falo com cada um de vocês. Vocês poderão lidar com este momento, que é nosso mas que também afeta a todos, cada um do seu jeito, dentro dos seus limites próprios. No final da carta acrescento partes mais específicas para cada destinatário, mas me perdoem por aproveitar um corpo comum de informação, é só para facilitar um pouquinho. Alguns de vocês têm participado mais junto e sabem quase tudo que está aqui, e peço desculpas se soar repetitivo. Mas, para mim, repetir essa história me ajuda a aceitar o que está acontecendo e a olhar de frente a realidade.

A minha querida Marcia está enfrentando, nas palavras dela mesma, o momento mais difícil da sua vida. Em 30 de novembro de 2010 foi diagnosticado, em um exame de rotina pedido por seu gastro, nosso amigo Armando Palladino, um tumor de pâncreas. O tumor era ressecável, e isso ocorreu em cirurgia realizada em 10/12/2010, pelo Dr. Armando Porto Carrero e equipe. Apesar de todo o esforço, havia alguma invasão perineural tumoral e Marcia começou a quimioterapia neoadjuvante em 05/01/2011, tratada pelo Dr. Alexandre Palladino, nosso amigo, e sua equipe.

Não vou me estender nos detalhes médicos, o que disse já permite a todos consultarem o Dr. Google, mas infelizmente o tumor é um adenocarcinoma ductal do pâncreas moderadamente diferenciado, um tumor muito agressivo. Apesar da descoberta relativamente precoce, seu tratamento é muito difícil e ingrato. E, apesar de nossa corrente, fé, amor e amizade, nossa Marcia está nesse momento tendo que lidar com uma recidiva da doença, muito séria, submetendo-se a uma segunda linha de quimioterapia que, por si só, já é bastante agressiva.

Tiramos férias pela segunda vez neste ano, esperando uma oportunidade de descansar e gozar um pouco o lazer que não pudemos ter na primeira vez, mas mais uma vez tivemos de aproveitar nossas férias para mais essa tentativa terapêutica, visando a qualidade de vida da Marcia, com todas as ressalvas que essa expressão carrega quando falamos de quimioterapia.

Fiquei na dúvida sobre o que compartilhar com vocês mas, pensando no que vivemos agora, é uma pena que mais pessoas não compartilhem suas experiências, sentimentos, caminhos e descaminhos nessa trajetória de perdas, danos e amadurecimento diante da realidade, uma realidade que muitos de nós conhecem profissionalmente, alguns pessoalmente, mas que só se revela em seu brilho assombroso e devastador em sua inteireza para a Marcia, e que ela me permite vivenciar em algum pequeno grau, devido a nossa intimidade, amizade e amor, nossa parceria em uma vida que infelizmente será menos longa do que desejávamos. Esse compartilhar certamente me ajuda, e talvez para alguns seja um estímulo para repensar seus caminhos ou apoio para viver uma dor.

Sendo assim, resolvi compartilhar com vocês numa espécie de fragmento de diário de bordo. Algumas das conversas que temos tido eu gravei, sentindo que mais estava sendo dito do que era possível apreender naquele instante. Outras estão no meu coração, e tenho certeza de que as meditações que temos usufruído juntos têm sido um portal para mim.

Às vezes choramos juntos, mas isso não é mais tão frequente. Às vezes acolhemos um ao outro. Outras vezes somos acolhidos por amigos, terapeutas, e parentes, ou por supostos estranhos que cruzam nossas travessias. Estamos vivendo cada minuto, mas devo dizer que a vida de cuidador é muito mais trabalhosa, física, psicológica e espiritualmente do que eu imaginava, mesmo conhecendo tantos pacientes e cuidadores, familiares e profissionais. Se para mim, que sou médico e trabalho na área, além de ter uma prática espiritual, está sendo difícil, posso entender melhor as angústias, agressividades e mecanismos de defesa de tantos pacientes que atendi e de tantos profissionais cujos relatos escuto. Sem falar que temos uma interlocução que nos sustenta... Mas quantos casais se detonam sem apoio nesse tipo de situação? De repente vejo todos aqueles pacientes da Lagoa, do INCA, e vejo como frequentemente deixamos de dar pelo menos a possibilidade de se construir uma moldura para aqueles grupos familiares e indivíduos tão postos à prova.

Outra constatação é que o cuidado da dor, principalmente de dores de tumores que invadem nervos, é bastante difícil, mesmo com pacientes cooperativos como a Marcia. Acho que eu teria, se fosse eu o paciente, mais dificuldade para lidar com o jeito de os médicos lidarem com as dores dos pacientes. Sei que é bastante difícil defrontarmo-nos com a impotência de nossos métodos e procedimentos, além da sobrecarga de pacientes, mas para o paciente individual cada demora pequena em tempo ou defasagem de dose de analgesia pode representar um sofrimento muito intenso. E olha só, a Marcia está sendo super bem atendida por toda a equipe que cuida dela, mas mesmo assim algo que parece nada para nós profissionais é um muito para nós pacientes e familiares, tanto no sentido positivo quanto no negativo.

Também não sei se a história de deixar morrer é tão fácil quanto meu respeito pela autonomia de cada ser poderia me fazer crer. E, quando escuto a Marcia às vezes dizer que para viver assim (com dor, distensão abdominal intensa, enjoos e astenia, como às vezes acontece hoje em dia) prefere morrer, não é fácil concordar como me parecia enquanto terapeuta e coordenador de grupos Balint-Paideia que seria.

Nossa prática de zazen tem sido um verdadeiro apoio em vários momentos, momentos não só de zazen formal, mas de postura e atenção plena na vida. Como já disse, tenho aprendido muito, mesmo que a contragosto às vezes. E quero agradecer a todos os meus professores, vivos e falecidos, por ter chegado até este momento. Momento em que estou podendo ser o que preciso ser, além de me permitir sentir os afetos que me atravessam sem pedir licença. Não sabemos quanto tempo ainda temos juntos desta maneira, nesta forma. Mas seja quanto for, será bem-vindo enquanto vida, bem-vindo enquanto morte. E peço a vocês que pensem em nós com carinho, neste momento, com a fé de cada um, para que possamos viver e experimentar este momento da melhor maneira possível. Hoje em dia aproveitar a vida, para nós, é ter alguns momentos de ausência de dor, ausência de sintomas e oportunidade de compartilharmos alguns instantes de carinho, humor, troca. O resto é aprendizado.

Obrigado pelo carinho de vocês e por me permitirem compartilhar esta vida. Se alguém quiser nos visitar, tudo bem, mas peço que telefonem antes, para saber das condições e disposição da Marcia para receber visitas. Não levem a mal, mas nem sempre ela está bem disposta. Eu volto a trabalhar na quinta no consultório, semana que vem na Lagoa, mas vou pedir logo a aposentadoria, que já era um projeto nosso e agora se tornou uma certeza minha.

Tenho dúvidas quanto a como será este semestre no nosso Projeto para mim. Será que vamos juntos até o fim do ano, Marcia e eu? Parece que a chance de passarmos de dezembro é pequena, muito pequena. E aí, será que vou dar conta, se acontecer no meio do processo? Não tenho resposta definida ainda. Mas pretendo tentar, pelo compromisso que tenho com o Projeto e com todos nós.

A única questão é que não é um trabalho comum que me distraia dessa vivência. Ao contrário, me faz revivê-la frequentemente. No tempo que passou, isso foi útil para meu crescimento e compartilhamento, as rodas me deram sentimentos dolorosos e apoio ao mesmo tempo. Mas nesta fase que se iniciou, não sei se darei conta das fortes emoções que nos atravessam todo o tempo na coordenação. Enfim, conto com a Selma e a Regina para me darem uma força e me darem um toque quando eu estiver extrapolando, porque ando meio sem noção ultimamente.

Não vou poder ir à reunião desta sexta, porque tenho um compromisso médico com a Marcia às 17h00 em Copacabana, e temos de sair de casa às 16h00, para irmos devagar de carro e andarmos devagar na rua – hoje foi a primeira vez que tivemos de usar uma cadeira de rodas para a Marcia na vida.

Quanto à SR, tudo bem, já que não tenho de falar nada nos grupos e nem pretendo falar na plenária, a não ser que role uma necessidade ou oportunidade. Devo ir na quinta e sexta, conforme semestre passado.

Bom, amo vocês, e isso não é só carioquês.

Bjs.

Alcio

Capítulo XIII

Coisas ditas e escritas no Livro de Visitas e no Diário de Cuidados na recidiva em julho e na internação entre 09/08/2011 e 31/08/2011

Nesse período, tivemos várias conversas gravadas e que foram transcritas e editadas para esta publicação. Junto com essas conversas, tivemos vídeos, coisas que Marcia escreveu, que eu escrevi, que nossa rede escreveu e falou e que ficaram registradas no Livro de Visitas que abrimos na primeira internação, em dezembro de 2010, época da cirurgia, e que foi utilizado para registrar as visitas e receber as mensagens de quem queria deixar, além de servir para as anotações reproduzidas mais abaixo. Também algumas coisas foram registradas no Diário de Cuidados (marcadas com DC no início), que abrimos desde a cirurgia e que serviu basicamente para anotar horários e registros de medicamentos, sinais, sintomas e cuidados com a Marcia, mas que em alguns momentos serviu para anotar reflexões e conversas, porque estava mais à mão.

Algo disso tudo está a seguir. A atmosfera desses últimos dias de vida da Marcia e a rede que se formou em torno de nós aparece de forma pálida nestes relatos, a vida plena desses últimos dias só pôde ser experimentada e guardada no coração dos que estiveram lá, mas podemos tentar contar alguma coisa da viagem e dizer adeus mais de uma vez, como disse o David Servant-Schreiber no seu último livro, Marcinha curtiu e usou muito o *Anticâncer*, quase viramos íntimos dele em nossas fantasias. Este livro também tem um débito de gratidão com o David.

O que aparece em itálico é o que foi acrescentado ao material anotado na época.

De 18/12/2010 a 27/02/2011

Anotações de cuidados, dietas, dores, analgésicos, enfim, o dia a dia de uma pessoa com câncer em quimioterapia. Poucas anotações sobre momentos de estresse pela duração das sessões de químio. Datas e algumas questões tratadas nas consultas com oncologista, nutricionista e médica acupunturista.

09/07/2011, em casa

Houve um período de quimioterapia, trabalho e paz relativa. Em 10/06/2011 terminou o último ciclo de quimioterapia, completando 18 sessões.
Em 24/06/2011, em Aldeia da Serra (casa da D. Linda, em São Paulo), começou a ter dores fortes, apesar da TC de abdome ter sido "normal", em 13/06/2011. Novos exames, na semana de 04 a 09/07/2011, mostraram a volta da doença. Em 09/07/2011, após uma conversa dolorosa com o Palladino em casa, cancelamos novamente a viagem de férias.

12/07/2011, em casa

Anotação do DC: às 23h10 toma suco com fibras, logo depois tem sensação de "pressão baixa", "como se estivesse a ponto de desmaiar", não desmaiou, mas ficou com medo e disse: "estou morrendo antes de morrer". Adormeceu às 00h00, meio cochilo, com as pernas no meu colo. Tinha feito uma visualização de saúde para ela e para mim.
Um momento de quietude na azáfama. Hoje até estamos mais tranquilos, descansando. Talvez tenhamos que dar mais de 5 mg de morfina, ou então levar com dipirona de dia e supositório de Profenid à noite. O Nausedron pensei em dar de 4 em 4 horas, à noite talvez acrescentar um Amytril de 25 mg ao Limbitrol e Seroquel. Talvez abra mais o apetite e diminua a dor.
Férias médicas de novo. Mas acho que é melhor assim. Foi bom para ela trabalhar nesse período. Se não fosse a dor, acho que estaríamos relativamente bem.

18/07/2011, em casa

Às vezes não é fácil lidar com a Marcinha nesse estado. Ela hoje está muito frágil, abatida, astênica. Melhorou um pouco, após a consulta com a nutricionista, mas ficou meio paranoica e culpada pela doença, como se a tivesse provocado por atitudes e sentimentos. "Não dei conta dessa coisa de você e meus ciúmes de outras mulheres."

O problema de um exagero das construções psicanalíticas é por aí: se você não tem noção de um afeto, é negação, e daí você "faz" uma doença; se você tem noção e "não dá conta", acontece o mesmo. E se você tem noção e dá conta, assim mesmo ainda vai morrer de qualquer coisa, porque essas construções sobre a "verdade interior" não conseguem curar nem evitar a morte. Aí há uma confusão entre significar e ressignificar algo e "dar conta", seja lá o que isso queira dizer.

No fundo está a culpa judaico-cristã e a noção de que o que acontece conosco é a retribuição do pecado. Padres e psicanalistas, já dizia o saudoso Nietzsche, oprimem e são oprimidos por esses grandes signos que construíram. Outra possibilidade de psicanálise é aquela que nos ajuda a ampliar nossa capacidade de ver e sentir, nos possibilitando dar conta no sentido de "contar", de transformar em narrativa com sentido o sem sentido nem razão do real. Lembrei de um artigo sobre a "terapia da dignidade" e seus efeitos no tratamento oncológico.

20/07/2011, em casa

Amanhã vamos para o Quinta D'Or, colocar cateter para a segunda tentativa de quimioterapia, que é mais agressiva e tem que ser feita em acesso profundo.

Apesar de a quimioterapia ter sido feita apenas mais duas semanas, e ter feito mais mal que bem, colocar o acesso foi bom para os cuidados paliativos na segunda internação. Foi tudo muito mais confortável para ela e para nós, consequentemente.

Lembro de empurrar a cadeira de rodas na quimioterapia e de chorar vendo a progressão do quadro.

21/07/2011, em casa

Talvez meu problema com o barulho das festas não seja só achar uma certa falta de respeito com a necessidade de descanso em silêncio dos vizinhos. Deve ser uma inveja de quem pode celebrar, mesmo que de uma forma algo primitiva, semibárbara, em sua caótica mistura de ruídos. O fato é que há uma tristeza e a sombra se manifesta de várias maneiras. Intolerância às bobagens da condição humana, alguma irritabilidade e frustração com as impossibilidades da medicina. Espero o sono me quebrar... quase que espero ser abatido pelo sono. Sinto-me fraco para o momento, apesar de estar vivendo angústias plenamente há oito meses e estar dando conta.

24/07/2011, domingo, Pousada Itororó, Alto Curuzu, 0h55

Alguma insônia, como sempre desde o início dessa história, espero a Marcia dormir e fico olhando para ela, às vezes sorrio com ternura, às vezes choro baixinho, e entendo o que quer dizer velar o sono. Me lembra aquela música que o Aerosmith canta, algo sobre não querer dormir mais, para aproveitar o tempo de olhar a amada. Durmo mais rápido, se tomar um gim-tônica ou se estiver exausto. Mas aqui o dia foi relaxante, apesar dos cuidados eventuais. Estamos na cama, a lareira estala, o CD de piano suave toca.

A irrealidade desta situação me assombra de quando em vez. Às vezes acho que não é possível que isso esteja mesmo acontecendo. Já tive essa sensação em outros momentos de catástrofe pessoal. Mas este momento está *hors concours*. A vida é real e de vez em quando acaba. Mas acho que é uma transformação e, quando ocorrer, Marcia vai me esperar, lá no lugar onde nossos sonhos habitam.

12h00

Após uma prática conjunta, afetos e cocô fluem bem. Tem sido um aprendizado para nós dois. Uma oportunidade única para viver a dois um momento único.

Cuidar da Marcia foi uma oportunidade única. *Esse cuidado do corpo e da alma, a intimidade que construímos nesse processo, isso não tem preço mesmo. Foi muito muito caro e ainda pago prestações, mas valeu. Valeu, Marcia, ficamos um com o outro e um para o outro plenamente, um encontro feliz verdadeiro. Um beijo, meu amor.*

30.07.2011, em casa

DC: Às 20h00, Marcia estava agitada, sem posição, dor difusa e inquietação. Discutiu se era melhor morfina ou Seroquel, resolvemos dar morfina e tomar o Seroquel mais tarde. (*Marcia sempre participou das decisões sobre seu tratamento, até o último momento. Plenamente lúcida, plenamente autônoma*).

31.07.2011, em casa

DC: 13h30 Lendo, mais tranquila, limpinha, alimentada, como um big baby feliz, dentro do possível.

07.08.2011, em casa

DC: 07h30 – banho. Ontem comentou que o efeito da acupuntura durava umas três horas. Ficou na sala cochilando e comendo de vez em quando. Acordou cedo e meditou, com sensação boa após a cirurgia espiritual. Está mais animada. Depois do mamão foi tomar banho.

12/08/2011, Copa D'Or

Marcinha foi internada terça à noite no Copa D'Or, pela emergência. Teve uma obstrução intestinal.

Foi muito difícil esse levá-la para a internação, fiquei apavorado vendo o sofrimento em casa, mas sabia que seria um caminho sem volta e que depois seria o fim. Não queria interná-la, queria esticar em casa mais um pouco, e se não fosse o bom senso da minha cunhada Marlene, que estava lá em casa com a mãe delas visitando naquela noite, acho que eu teria enrolado mais, adiando o inadiável. É importante nessas horas ter mais de um cuidador, porque quando um fica meio maluco, alguém tem que preservar a razão.

Nesta sexta fomos para o quarto 1202, bem melhor, com espaço para estar e visitas, virou nossa casinha, graças aos amigos como o Noronha, que através de seus contatos possibilitou essa mudança.
Difícil caminho...
Desde os mal-estares em outubro de 2010, ao diagnóstico em 30/11/2010 e a cirurgia em 10/12/2010. Quimioterapia de 05/01/2011 até 10/06/2011. Início de sintomas em 23/06/2011, mais duas sessões de quimioterapia com acesso profundo, e internação em 09/08/2011. Desde a internação até o fim, temos uma longa lista de queixas e soluções. No geral, ela ficou confortável, mas houve momentos muito duros.

14/08/2011

DC: Adormeceu às 22h30, após morfina às 22h00 e Rivotril às 22h15.
Algumas tosses, com catarro amarronzado (da Nistatina?).
Dormiu direto até as 03h30, quando a acordei "sem querer", mexendo na máscara de O2 para deixá-la mais confortável.
Conversamos de bom humor até 05h15, pediu para eu recitar o capítulo do Observador dos Sons do Sutra do Lótus. Depois dormimos ali até umas 06h00.
Fui dormir no sofá e às 06h30 a médica da equipe chegou, bem simpática mas muito madrugadora!
Marcia depois quis andar, olhar pela janela e fazer xixi. Ficou aliviada porque acordou melhor do que tinha acordado ontem. O dia está nublado, mas para ela é um belo dia. Pediu para tomar umas três gotas de Rivotril antes de cada dose de morfina, porque tem dado paúra.

17/08/2011 – 03h40

DC: Desperta bem-disposta, anda até o banheiro com bomba portátil de O^2, faz xixi (+– 150 ml), volta e quer olhar o céu com a luz apagada, da janela; senta, recebe medicação (Zofram+Dipirona), pede massagem nos pés e pernas, porque acha que dormiu melhor com ela, adormece na massagem às 04h10, O^2 só por perto.

18/08/2011 – 00h10

DC: Despertou com medo; meditamos (inspirando, "medo", expirando, "mar aberto") e depois pediu massagem nas pernas e coxas. Perguntou que dia era hoje, pediu para eu ficar acordado do lado dela, com medo. Meditamos com o medo, melhorou, relaxou. Às 02h10 dormiu com a máscara de O^2, após a morfina, abaixei um pouco mais o encosto da cama, não reclamou. Resolvi dormir um pouco, cansado, mas às 03h00 ainda estava acordado, olhando. Ela dorme tranquila, com O^2, vejo o pulso, 110 bpm, a FR 20 ipm. Muito plácida. Durmo.

Às 03h30 tosse, tira a máscara, levantamos encosto, coloco máscara mais próxima do rosto, diz que está com calor, tiro a manta dos pés e ponho 23 C no ar condicionado.

Às 04h00 fazem Dipirona+Zofran. Às 04h20 a luz apaga, disjuntor desarmou, logo arrumado pela manutenção; dorme tranquila, não acorda.

Às 04h30 acorda, conversamos – "ih, não morri, né?". Falamos sobre o medo e a liberdade. Sorri e diz que acredita em Deus quando estamos juntos; falamos sobre a meditação e como tem ajudado; agradeço novamente nossa vida juntos e falamos sobre planos. Reclama do gosto ruim quando arrota – "nunca mais vou arrotar gostoso...". Pede massagem às 05h00, mandando descobrir as pernas. Faço massagem... Às 05h20 dorme tranquila.

21/08/2011

DC: 04h00 acordou, tomou água, conversamos. Escolheu músicas para vídeo que faz com a Paula para passar na cremação. *Let it grow, Carpet of the Sun, You've got a friend* (com o Kris cantando).

Conversamos sobre relacionamentos e sobre como o nosso funciona bem para nós dois, já que um não tem que ganhar do outro, mas os dois querem ver como estão funcionando e como se pode lidar com nossos pequenos grandes egos. Mais importante que ganhar as competições é ir desbastando suas próprias arestas e andar esbarrando/derrubando menos os demais.

05h22

Marcia quis gravar sua despedida, que acabei lendo na cerimônia da cremação, porque foi nosso consenso que colocar a gravação naquele momento seria intenso demais para todos. Do que ela pediu que fosse feito só isso e o vinho branco em lugar do espumante foram diferentes.

Em 23/08/2011, de madrugada – Conversa anotada no caderno de visitas sob o título "Coisas para Lembrar", com comentários de hoje, 30/11/2011, em itálico

Marcia me diz para eu não querer sair correndo do apartamento, entende que eu queira mudar, mas devo dar um tempo antes disso, para poder aproveitar as lembranças boas. Me consolou muito à noite, só nós dois aqui. Chorei bastante, ela me abraçou *[na cama mesmo do hospital, onde me ajeitei do seu lado]* e disse que agora, não sabe como, sabe que sempre estará comigo.
Não é uma questão de uma coisa mística. Falou mais de eu carregá-la comigo enquanto eu vivesse, assim como ela me carregaria após atravessar o Portal. Mas não afastou uma possibilidade de uma experiência espiritual, coisa que foi ficando cada vez mais forte nas suas vivências finais.
Percebo que o difícil é poder experimentar a dor da despedida enquanto processo.
Quando a gente se separa numa estação ou aeroporto, diz tchau e pronto, chora a separação. Mas um de nós que está morrendo aos poucos e pode falar e viver, isto nos leva aos dois a ter que encarar o processo de morrer, não como um ato isolado, mas um processo com vários momentos e etapas. Não é à toa que muitos preferem sedar antes seus pacientes, ou mesmo muitos pacientes preferem ser sedados por não saberem como ou não poderem viver isso tudo.

O enfermeiro A. falou sobre dois outros pacientes terminais *[curioso como a equipe foi perdendo o medo de falar com a Marcia sobre a morte e a terminalidade]*, em outro andar, que não querem receber visitas, porque na avaliação dele estão ressentidos com quem os visita. É muito triste isso, morrer sofrendo na dor da raiva e da mágoa, não poder realizar os últimos rituais de absolvição mútua. Marcia tem tido um efeito bem legal nos profissionais, apesar de alguns ficarem muito mobilizados. *Todos ficamos emocionados, mas uso mobilizado aqui no sentido da vivência provocar uma afetação que nem sempre é vivida de forma clara nem compreendida, é sentida como um empurrão.*
Conversamos sobre o que D. Linda falou, sobre querer ser cremada e ao mesmo tempo o Sylvio ter dito querer que ficassem juntos no repouso final. Marcia riu e disse que ela poderia ficar como uma caixa de cinzas nos braços do esqueleto dele. Mas ela, Linda, gostaria também de ser cremada e colocada no Itororó. "Mas o Rainer não vai querer que aquilo vire um cemitério", diz ela. Falamos que construiremos um santuário budista eclético, com um centro de treinamento para trabalhadores cuidadores (*de hospices*) e faremos um *hospice* em Friburgo. Marcia sorri, falando do que era nosso plano de fazer juntos. *Enfim, essa crise pode ser o iniciador de uma reação em cadeia que viabilize esse sonho. Nossa Hospedaria para os que estão próximos da viagem mais importante de suas vidas.*
Quanto à canalização, aquilo que fazemos quando rezamos em conjunto, damos as mãos em torno da Marcia e com ela, e deixamos fluir nossa abertura para o mistério, percebemos que tem a ver com abrir mão, não saber, só deixar fluir. Abrir mão daqueles poderes místicos que eu queria ter na pré-adolescência, no meu mundo mágico-onírico pré-faculdade de medicina.
Marcia me lembra que quer tirar foto amanhã com Kelly e Vanessa, as acompanhantes. Falamos sobre esse mix de alegria e tristeza em nossas vidas agora. Também me lembra de buscar fazer os *workshops* no Itororó com o Rainer sobre o processo de morrer, usando como base o livro da Joan Halifax. E finalmente cochilamos, falando da quebra do paradigma da nossa cultura, neste jeito de morrer sem se esconder.

24/08/2011, 10h00

DC: Marcia administra Irene, Alcio, Marlene e Vanessa... Do leito, arruma tudo.

21h15

Breve conversa amorosa sobre parceria, sentir-se acompanhada, promete me receber quando eu morrer.

25/08/2011, 06h20 às 07h40

DC: Prática da meditação da morte, dissolução dos elementos. Marcia tem algumas percepções extrassensoriais: o Buda das várias faces (tinha visto em um retiro no Itororó, sobre as árvores), pessoas praticando junto conosco, será que viu a Monica (Rocha)? Conversamos muito sobre o projeto da Fundação Marcia Meirelles, da casa de apoio e do centro de treinamento no Itororó.
Às 07h50 começa a trabalhar no computador. Tiro foto. Sempre uma surpresa.
Dita para mim: "A manhã é nossa melhor hora, sempre foi. Fico feliz de ter encontrado você e sua família, como me acolheram e construímos juntos. É bem diferente daquela visão infantil que eu tinha do amor, paixão, é algo mais inteiro, mais bonito."
Enfim, um diário de bordo medicamentoso-amoroso, notas sobre um processo de morrer.
Marcia resolve "trabalhar" no Facebook.

Em 26/08/2011, meia-noite, anotações do Alcio no caderno de visitas

A Roda como ferramenta de comunicação familiar – ganhos, limites, expectativas, aceitação, consequências.
O silêncio como respeito ou como defesa.
O sofrimento narcísico, fornecendo uma identidade, refúgio de alguns diante da morte do ente querido. Dificuldade de lidar com

uma moribunda que fala, ri, dá esporro (cada vez menos, está tão amorosa...).
O processo de morrer: as dificuldades trazidas pelo medo.
Aqui e agora: o presente como a realidade inelutável.

Marcia acorda e fala sobre o narcisismo e a onipotência que faz com que algumas pessoas se agarrem ao sofrimento, ao invés de se abrirem para as dores e delícias do momento presente. Estar ao lado dela, juntinho na cama agora, ouvindo isso e vendo o rosto da amada em paz, não tem preço. Este momento é eterno e doce. Eu também acho o presente difícil, mas a neurose é pior e afasta as pessoas umas das outras. Nossa rede tem funcionado e dado uma segurada nas neuras. Conversamos sobre liberdade e estar à vontade na vida – nossa construção.

27/08/2011, 06h30

DC: Após a morfina, conversamos sobre amor, projeções, construções na vida. Como ficamos apegados às projeções neuróticas familiares e, mesmo trabalhando em um caminho de libertação, é necessário um impulso como este momento de realidade para que um salto seja dado.
O apego ao ego é que é a verdadeira morte. Soltar-se é viver e saber-se um momento de energia consciente na eternidade.
Quando falava de acolhimento ontem, Marcia disse que o que é dado mas não se tira do outro é o tempo – tempo é vida (lembrei de Uji de Dogen Zenji).
Às 07h00 adormece tranquila.

27.08.2011, 09h25

DC: Anoto o novo esquema da fisioterapia. Ela faz exercícios, porque quer continuar indo ao banheiro a pé e ficar menos inchada.

23h30

DC: Dorme tranquila.

Às vezes é muito difícil imaginar que não vai sobreviver. Parece tão frágil e tão forte ao mesmo tempo. Aproveitar o tempo de vida dela é o que posso fazer. Paulinha esteve aqui e rezamos juntos, foi embora às 22h30, após me ajudar com ela. Ela é uma mulher adulta agora, tendo que lidar com o morrer da "boadrasta" Mad e com a loucura de M, que acabou de internar em hospital psiquiátrico.

28/08/2011, de madrugada

Vejo algo mais além do corpo – a beleza que transparece nos olhos, na atitude, firmeza, determinação. O corpo se deteriora, se dissolve diante de mim, mas a vida está cada vez mais forte nos olhos. Uau!
Preciso me lembrar desta sensação, quando a visão da morte como fim e dor predomina. Vejo como é importante a relação familiar: cuidado por compaixão, não culpa, cuidar porque é o que tem de ser feito, apesar da dor, não porque é obrigação ou alguém pede. Como isso faz diferença para a pessoa que está morrendo! O grande drama é que as famílias ficam muito mobilizadas e esbarram nas neuroses, que são atuadas nessas cenas finais. Nem todo mundo consegue fazer uma boa roda nem ter bons encontros.

DC: ontem à noite foi se acalmando e disse que eu estava lhe dando paz. Acha que o problema ontem foi medo, mais que falta de ar... Por isso melhorou comigo.

30/08/2011, 07h15

DC: A SNG saiu, enfermeiros colocam. Nette e Thiago trabalharam, Marcia achou melhor do que com a médica... Agradeceu muito a eles e diz que foram anjos em sua vida ali, nunca iria esquecê-los. Todos se emocionam.

14h40

DC: Crise de falta de ar intensa, dor. Pede para ser sedada, após conversar comigo. Foi uma conversa amorosa, carinhosa, dura e dolorosa. Olho no olho, despedida, amor, dor, saudade já, certeza de que irá atravessar bem o portal, pergunta se pode mesmo ir e lhe digo que vá com fé, porque a hora era chegada, eu chorava de saudade e dor, mas tinha certeza de que ela estava pronta para outra fase e seria bem melhor do que esta estava sendo agora, esse corpo que já não servia mais. Marlene se despede dela, Bia chega às 17h00 e também se despedem. Choro cada vez.

Às 18h00 o enfermeiro Thiago inicia o procedimento. Pergunta à Marcia se ela sabia o que ele tinha vindo fazer. Ela sorri docemente para ele e diz: "sei sim, Thiago, você veio me pôr para dormir para eu morrer tranquila, sem sofrer. Muito muito obrigado." Ele olha para ela, emocionado, pega na sua mão e dá um beijo nela. Bom, eu choro de novo, sem som, para não entristecê-la, tão suave estava ela. Adormece, após nos beijarmos e de novo trocarmos agradecimentos e abraços. São mais ou menos 19h00.

Eu choro de novo agora, dia 5 de dezembro de 2011, 1 e meia da manhã, ao copiar essas partes do Diário do Cuidado. Só hoje, 3 meses depois, consegui lembrar de toda a cena. Passo a passo. É duro, mas acho que tenho de fazer isso. Se não, vai ficar o fantasma dessa cena me perseguindo o resto da vida. Agora é só uma lembrança muito doída, a mais doída da minha vida até aqui, muito dura, estou muito triste. Apesar de todos os que me sustentam amorosamente, aqui e agora está duro para cacete. Escreveria coisas mais feias, mas, como quero que muitos leiam e sejam ajudados, vou evitar o baixo calão.

Às 03h00 do dia 31 de agosto de 2011, apresenta respiração difícil e ruidosa, cada vez mais lenta, com aquele movimento do tórax característico da agonia dos que não estão no respirador. Pelo som e movimento, apesar da falta de consciência, entendo porque alguns colocam as pessoas nos respiradores, mesmo quando não há mais o que fazer e a morte é certa. É duro aguentar a visão e a audição do processo, mas evoluiu rápido, em 4 horas já respirava lenta e suavemente, quase um sopro de passarinho.

Tinha ligado às 05h30 para Marlene e D. Linda, porque achei que o momento estava próximo. Chegaram às 06h20 e ficamos segurando as mãos e pés da Marcia. Segurei sua cabeça, apoiada entre as almofadinhas coloridas que trouxemos de casa, e recitei em seu ouvido a meditação da dissolução, o sutra do coração e o Atta Dippa.

Seu último suspiro foi às 07h40 do dia 31 de agosto de 2011.

Marlene anotou no DC: "07h40 – último suspiro, tranquilo, três expirações, mar aberto – oceano! Vai sempre linda, Marcia querida, Marcianinha querida..."

Em 31 de agosto de 2011 00h34, Alcio escreveu e-mail:

Pessoas queridas,

Estou aqui com a Marcia, minha amada. Sozinhos os dois, em um momento muito íntimo, sozinhos por opção, já que muita oferta houve de companhia para a noite.

Mas destas 21 noites, só em três quisemos companhia, por cansaço meu e quadro mais agitado da Marcia. E nesta noite nenhuma dessas duas condições ocorre. Estou relativamente descansado, fora o cansaço da descarga emocional, muito choro, de hoje. E ela está tranquila, dorme um sono induzido por morfina e Midazolam, em um gotejamento contínuo, que solicitou às 16h00 de ontem, após uma reavaliação de sua situação provocada por uma crise de agitação e dor noturna e um episódio de dispneia mais intenso nessa tarde. O cansaço destes 22 dias de luta, junto com a satisfação de ter podido fazer as últimas trocas nesta vida, o poder partir sem deixar pendências, acabaram por convencê-la a aceitar a oferta médica de uma sedação misericordiosa.

Seu último ato de autonomia deixou sua mãe meio chocada – "vocês são muito estranhos...", mas foi só o coroamento de uma trajetória de autoconhecimento, construção de vínculos, integração e dignidade. Já tínhamos nos despedido algumas vezes, mas a de hoje foi especial. E vê-la aqui agora, repousando, à espera do momento da partida, é estranhamente tranquilizante.

Ela dorme e eu posso velar o seu sono por algumas horas. Sei que vou dormir também e não pretendo ter controle sobre o momento da morte. A enfermagem vem aqui toda hora e me chamará, caso isso aconteça.

Neste silêncio escrevo para vocês, minha roda, nossos amigos. Ela ficou muito feliz com seu apoio e amizade. Eu lhes agradeço de coração o apoio e a ajuda constantes.
Um grande beijo coletivo.
Alcio
ps quando for rolar a cerimônia da cremação, eu aviso.
bjs

Em 31/08/2011, às 06h21, Selma Rosario escreveu:

Meu querido amigo,
São 05h30 e leio a sua mensagem. Não quero dizer mais nada, a não ser que somos nós que agradecemos a convivência com pessoas tão especiais para nós. Não sei se é o momento adequado, mas lembrei da mensagem sobre Winnicott que fiquei de lhe enviar. Não sei quando você terá a chance de ler isto. mas foi o que me ocorreu compartilhar com você neste momento, pois, acompanhando a história de vocês dois, sempre lembro desta passagem: "Clare Winnicott escreve que, ao final de sua vida, Donald Winnicott, às vezes, se sentia desanimado, deprimido, descontente, mas que conseguia, de uma maneira muito pessoal, superar estas experiências e libertar-se dessa invasão de amargura e de insatisfação. Ela sugeriu que ele escrevesse uma autobiografia pensando que seu estilo era indicado para tanto e ele escreveu apenas algumas páginas fazendo frente ao seu problema imediato de vida (que era o problema da sua morte). Ao perceber a proximidade do fim, ele chamou a sua biografia de *Not Less than Everything* [Não menos que tudo] e onde ele descreve imaginariamente a sua morte:
Estive morto. Não era particularmente agradável e me pareceu que levou um bom tempo (porém apenas um momento da eternidade). Chegando o tempo, eu sabia tudo sobre o meu pulmão cheio de água. Meu coração não conseguia fazer o seu trabalho, pois o sangue já não podia circular livremente pelos alvéolos. Havia falta de oxigênio e asfixia. Não havia por que ficar revolvendo a terra, como dizia nosso velho jardineiro. minha vida foi longa. Vejamos um pouco do que aconteceu quando eu morri. Meu pedido

havia sido ouvido (Meu Deus, faz com que eu viva o momento da minha morte!). Clare Winnicott comenta, a partir deste trecho, que se pode ter uma ideia da capacidade de Donald Winnicott para compor, brincando com a realidade de dentro e de fora, de modo a permitir ao indivíduo suportar a realidade, evitando a negação e podendo realizar tão plenamente quanto possível a experiência de vida, seja um bebê que nasce ou um velho que a morte colhe. Na página de rosto do caderno autobiográfico, ele escreveu os seguintes versos de T.S. Eliot:

> Costing not less than everything
> What we call the beginning is often the end
> and to make one end is to make a beginning
> The end is where we start from

> "Custando nada menos que tudo.
> O que chamamos de princípio é frequentemente o fim
> e fazer um fim é fazer um princípio
> O fim é de onde partimos".

Um grande abraço de sua amiga
Selma

Capítulo XIV

No crematório

Celebração da vida da Marcia

Vamos iniciar com a cerimônia budista, recitando as Três Serenidades, o Sutra do Coração e Atta Dipppa (Tu és a Luz), a última recitação do Buda.
(monges recitam as Três Serenidades e o Sutra do Coração)

Atta dippa	Tu és a Luz
Viharatha	Ela é tua Casa
Atta saranna	Fique serena em ti mesma
Ananna saranna	Em nada mais busque serenidade
Dhamma dippa	Tu és o Dharma (o Absoluto)
Dhamma sarana	Fique serena no Dharma
Ananna saranna	Em nada mais busque serenidade

Esta não é uma despedida. Estamos aqui prestando homenagem à Marcia, um ser de Luz, celebrando sua vida, agradecendo ao corpo que tão bem serviu de embarcação para ela nesta viagem. Ela está atravessando o portal sem porta de todos os lugares, mas somos gratos ao seu veículo, a ser proximamente cremado.

Dizemos na nossa tradição que só se morre quando se viveu a vida inteiramente, e Marcia viveu integralmente, com força, determinação, lealdade – vaticínio do nome – carinho, ternura e amor, transcendendo no final os limites da carne.

Não deixou pendências, deixou projetos que continuarão a ser enquanto nós, que a amamos, continuarmos a ser e soubermos transmitir seu legado de como viver, como morrer. Deixou uma história de amor e coragem, que nos transformou a todos que tivemos o privilégio de conviver com ela em toda sua vida, diferentes tribos e fases, mas especialmente nessa travessia de nove meses até seu nascimento para outra realidade. Foi generosa até o fim, nos ajudando a acompanhá-la, nos orientando nesse parto, fazendo com que os que abriram seus corações fossem realmente tocados e modificados para sempre, e que os demais ficassem com algo a ser gradualmente elaborado.

Talvez o único desejo seu que nós não tenhamos atendido é o de reproduzir o texto, que lerei a seguir, gravado no hospital na sua própria voz, porque achamos que isso seria mais emoção do que poderíamos dar conta agora. Temos muitas falas suas gravadas, que em outro momento serão publicadas, mas não agora, não aqui.

Marcia disse:

"Queridos Amigos,
Gostaria muito que neste momento não chorassem a minha morte – suponho, é claro, que isso seja difícil – mas gostaria sim que vocês pudessem celebrar por mim a minha vida.
Isto porque sou uma pessoa de muita sorte. Em 52 anos considero que tive muitos poucos momentos de sofrimento, o resto foi construção, aprendizado e transformação.
Tive a oportunidade de interagir cada vez mais com minha família, tanto a de origem como a que me recebeu e abraçou nos últimos anos, e com muitos amigos de forma mais íntima e mais íntegra.
Seja esta a oportunidade para que todos nós possamos sair carregando a semente para esse encontro de cada um de nós um dia com a morte. Que seja este o encontro de todos nós em um tempo atemporal, de todos nós com Deus."

Ela escolheu o material visual e acústico da surpresa que a Ana Paula, uma de suas enteadas caçulas, preparou para nós, sob sua orientação, do seu leito no hospital. Ela vive em nós. Um brinde à Vida!

Obrigado a todos, em nome meu e da família, pela sua presença e carinho.

(vídeo)

Encerramento

Agora, a monja Gyokuhô Sei In vai entoar a canção escolhida pela Marcia, encerrando o ritual budista. (*Oração ao Tempo*, do Caetano)

Capítulo XV

Conversas por escrito com amigos e familiares.

Nessas conversas muita coisa se manifesta e começa a ser elaborada. Muito importante trocarmos, mesmo que escrever e ler doam. Não estamos sós. Minha gratidão por todos que viveram junto esse processo é do tamanho da minha vida e mais além. Nunca vou cansar de agradecer.

A seguir, transcrição da poesia de Valéria Gyokuho Sei In.

Pacto com a Lua
1º Ato (16 de agosto de 2011 01h56)

Hoje encontrei com a Lua no horizonte.

Ela estava radiante em seu vestido branco rodado, tecido com os raios dourados da luz do Sol.

Fizemos um pacto.

Ficarei acordada esperando ela vir me visitar daqui a pouco.

De minha janela quero acompanhar seu calmo e silencioso mergulho na escuridão luminosa das montanhas.

Farei isso todas as noites até que eu possa ver seu sorriso branco flutuando no céu.

Depois de desaparecer completamente pelo tempo de um suspiro, ela voltará invisível.

Vestida com o manto azul profundo do infinito...

Seu nome então será Nova.

2º Ato (18 de agosto de 2011 08h20)

Acordei às três e a Lua estava lá.

Cumprindo nosso trato ela veio me visitar.

Mas como ainda estava bem acima das montanhas,
Me disse pra dormir mais um pouco que quando estivesse partindo me chamaria.
E assim o fiz.
Ela me acordou antes das seis.
O céu já estava clareando e ela estava lá, agora já mais próxima das montanhas.
Acompanhei seu lento e tranquilo percurso,
Iluminado pelos primeiros raios do Sol.
Alguns pássaros vieram participar.
Entre eles, um tucano, majestoso em suas cores, passou rápido como uma seta que busca o alvo.
Para minha surpresa, ao invés de se despedir na escuridão luminosa da noite,
Ela preferiu ir ficando cada vez mais transparente até se dissolver na clara luz do dia.
E antes que eu a visse mergulhar por trás das montanhas,
Nuvens de Samantabhadra surgiram dançando,
Formando uma cortina branca com seu balé esvoaçante.
Ao se levantarem ela já havia se recolhido elegantemente,
Como é próprio das grandes damas.
Agora ela está descansando, preparando-se para o próximo ato.
Enquanto isso o espetáculo continua.
Montanhas e nuvens dançam,
Pássaros voam no espaço,
O Sol ilumina o cenário...
E segue o baile.

3º Ato (1o de setembro de 2011 23h54)

Como havia prometido,
Ela mergulhou por detrás das montanhas vestida com os primeiros raios do dia que surgia.
Seu nome agora é Nova... sua forma, translúcida.
Vazia de tudo que é transitório,
Ela agora nos permite um vislumbre de sua verdadeira natureza...

Dai Komyô, o grande brilho... Corpo de luz, Sambogakaya.
Daqui não posso vê-la,
Pois ainda tenho olhos, ouvido, nariz, língua, corpo e mente.
Mas posso senti-la bem perto, quase dentro...
Seu brilho acende a chama do meu coração.
Sua luz completamente livre se reflete em minhas lágrimas de saudade...
A Lua numa gota de orvalho...
Lágrimas têm água e têm sal, assim como o oceano.
E de novo nos encontraremos no horizonte.

E-mail para Valéria, mandado por Alcio:

Minha linda Amiga no Caminho,
Aguardarei cada oportunidade de receber suas comunicações, *insights*, kenshos, etc e tal.

Sua poesia me proporcionou lágrimas emocionadas agora às 4 da manhã. Fui dormir às 22h30, acordei agora às 3h40, sou um homem de horários solitários agora. Durmo quando estou com sono, acordo e não me preocupo mais em velar o sono da minha amada.

Aliás nessas duas noites quis dormir sozinho mesmo para encarar de frente a presença da ausência. Ela está presente em mim de uma forma muito viva e tranquila, mas meus olhos do relativo queriam tê-la como objeto aqui e agora.

Durante nossa estadia no hospital não tive uma noite de sono inteira, acordava de hora em hora com enfermagem, ruídos das bombas que mantiveram seus fluidos no fluxo até o final, seus pedidos, suspiros e chamados carinhosos - "Alcitinhoooo, me dá água?"

Curiosamente a última noite ela estava em sedação, como pediu às 16 horas de terça, entrando no sono às 18 horas, após linda despedida final - fora as três semanas de despedidas de todos os tipos, com direito a risos, choros desesperados e carinho de uma intensidade por mim até então desconhecida, e nessa noite dormi como uma pedra, de uma hora até as 5h30, quando ela começou a ter uma respiração mais difícil. Acordei e vi aquele corpinho frágil lutando para respirar.

Meditamos juntos e depois liguei para a irmã e a mãe dela virem. Chegaram às 6h30, e acompanhamos sua respiração cada um do seu jeito, eu segurando a cabeça e a mão esquerda, recitando o sutra de Kanzeon e atta dippa, dizendo para ela suavemente se deixar cair e dar o passo para a luz.

Então, após o atta dippa, ela deu três suspiros mais intervalados, sem ruído de esforço, seus olhos se deixaram ficar voltados para baixo (até então só via o branco dos olhos), mais um intervalo, e uma última expiração tranquila.

Chorei, não de desespero, mas de ternura pela sua luta final e descanso. Na verdade houve mais aceitação que luta, todo o tempo, e aquelas duas horas de agonia foram mais do corpo, tentando se manter, que da pessoa, que já havia aceitado o destino.

O fato é que com 54 anos, quase 55, descobri muitas coisas novas, muitas intensidades desconhecidas até então, muitas relações novas até com pessoas que julgava conhecer bem, inclusive eu mesmo.

E isso vai levar muito tempo para elaborar. Ainda bem, assim tenho o que fazer no que restar de tempo neste Samsara.

Aproveitei esta mensagem para deixar fluir o que me veio à mente. Se não perco. Espero que você não se incomode com esta carona na sua mensagem nem com o fato de que provavelmente vou encaminhar este texto para outras pessoas queridas. Se você não se incomodar, são pessoas queridas também e gostaria que lessem sua poesia. Vou aguardar sua autorização.

Um grande abraço e a experiência que vivemos juntos nos liga pela eternidade, mesmo que na fragilidade e vulnerabilidade da condição humana.

bj
Alcio

E-mail de Valéria, respondendo ao anterior:

Tive que checar no calendário pra lembrar a data. Sei que foi logo depois do aniversário de minha mãe, que é dia 30 de junho. No sábado, dia 3 de julho fomos comemorar com a família e alguns amigos dela. Lembro que foi no dia seguinte, um domingo, dia 4 de julho de 2010.

Eu não sabia, mas estava profundamente deprimida... Mais que isso, era uma angústia profunda que vinha me devorando pelas beiradas há algum tempo. Mas eu não sabia. Dizem que o retorno de Saturno é a treva, mas eu estava passando por um trânsito muito louco de Plutão retrógrado. Como sua órbita é totalmente errática, ele ficava indo e voltando na minha casa 11, no signo de Capricórnio. Cinco vezes. Entre dois planetas que estão muito próximos no meu mapa, Lua e Júpiter. Ora fazia conjunção com um, ora com outro. E daí? E daí que qualquer um enlouquece com um trânsito desses. Eu enlouqueci.

E naquele domingo, 4 de julho, eu morri. Tem um filme chamado "Nascido em 4 de julho". No meu epitáfio estaria assim, "Morta em 4 de julho". Estaria? Ué, mas eu não morri? Morri... e nasci de novo.

Por uma série de causas e condições que levaria um tempo enorme para explicar, exacerbadas pelo tal trânsito de Plutão, eu tomei uma caixa de remédios tarja preta naquele dia. Já tinha ensaiado isso algumas vezes, mas nesse dia parece que a dose foi muito alta. Não me lembro direito. Acho que pedi socorro. Das outras vezes eu me lembro de ter ficado meio grogue, mas lembro dos caras vindo me pegar em casa e me colocando na maca e do sacolejo da ambulância. Dessa vez não lembrava. Acho que apaguei mesmo.

Em algum momento eu ouvi uma voz muito familiar. Era uma voz de homem, grave, mas muito serena. Chamava meu nome. Quer dizer, meu apelido... "Val".

Abri os olhos e vi o seu rosto. Era o meu melhor amigo. Não me lembro se respondi, se houve alguma conversa entre nós. Sei que voltei a dormir, agora mais tranquila. Não tinha certeza se estava viva. Talvez eu tivesse morrido e minha mente tivesse entrado num estado parecido com um sonho, que os tibetanos chamam de bardo do pós-morte. Não tinha a menor importância se eu estava viva ou morta. Depois de vê-lo e ouvi-lo eu estava em paz. Após aquele dia eu tive a certeza de que meu amigo era um bodhisatva. Só um verdadeiro bodhisatva tem esse dom de aliviar um sofrimento tão profundo.

Tem um buda chamado Avalokiteshvara que é a manifestação do ideal do bodisatva, tipo o rei de todos os bodisatvas. Ele também é chamado de Bodisatva Mahasatva, entre outros nomes que o exaltam. Ele é aquele que ouve os sons do mundo, por isso é chamado também de "O observador do som". Não é exatamente um ser como a gente imagina, um santo ou coisa assim. Ele já transcendeu qualquer identidade, mas por compaixão, que aliás, é a sua especialidade, deixa que a gente pense que tem um corpo, ora masculino, ora feminino, ora com quatro braços, ora com mil braços, mil cabeças, mil olhos... Mas na verdade "ele" é apenas a manifestação da qualidade incomensurável da compaixão. Uma manifestação com nome e forma, pra facilitar as coisas. Mas ele está presente em tudo, já que qualquer fenômeno em si é uma emanação da compaixão. E nesse dia ele se manifestou para mim numa forma bem conhecida. Dizem que a simples menção de seu nome pode salvar os seres de todo tipo de desgraça... desastres, catástrofes, tragédias, demônios... Nesse dia eu tive a sorte de ouvir a sua voz e olhar dentro dos seus olhos. E foi nesse dia que tudo começou a mudar. Foi nesse dia que eu nasci depois de ter morrido.

Tenho a sensação de que a gente nasce e morre a cada respiração. É como se o nosso eu se desintegrasse mas, por apego, voltasse a surgir levemente reeditado. E isso nos dá a impressão de estarmos evoluindo, mas na verdade nada muda, é só um acúmulo de experiências de nossas frágeis identidades que ficam brigando o tempo todo pra ficar na berlinda. Uma certa esquizofrenia inerente a nossa condição humana deludida. Mas juntando todas elas, surge o que a gente chama de "eu". Nada demais, se isso não gerasse tanto apego, que é a raiz de todo sofrimento. Mas ao final de cada ciclo de respiração há uma pausa, mais precisamente entre a expiração e a próxima inspiração. E nessa pausa há um vácuo. E nesse vácuo há uma imperceptível morte do eu. Nesse breve momento há uma oportunidade de desapego. Não tem nenhuma identidade na berlinda. E como o eu é o agregado dessas identidades, ele deixa de existir momentaneamente. Mas como é tudo muito rápido e a gente respira no automático, não percebe. E o eu renasce, nos dando uma sensação enganosa de continuidade.

Mas há momentos na vida em que a pausa é maior e o eu desmorona, quase que se desintegra. A pausa é tão grande que ele toma consciência de que não existe de fato. Não tem nenhuma solidez. É apenas poeira no vento que eventualmente se junta e assume alguma forma. Naquele dia foi exatamente isso que me aconteceu. Mas para minha surpresa eu não fiquei desesperada tentando juntar os grãozinhos de poeira espalhados no vento. Pouco me importava se eles nunca mais se juntassem ou se a forma que tomassem não fosse mais a anterior. Eu sabia que havia uma força, uma energia que regia essa dança. Sabia também que essa inteligência não atuava de maneira previsível, mas por um método caótico que no final sempre funcionava. Tudo estava perfeito exatamente como se apresentava. E se tudo fosse completamente diferente estaria perfeito da mesma forma. Não havia mais medo.

Eu havia sido tocada pela energia poderosa da compaixão. Num abrir e fechar de olhos, na emergência de um hospital, eu vi o rosto da compaixão e me serenei na sua voz.

Lembrei de minha avó. Quando eu era criança a simples presença dela me acalmava. Engraçado que eu não me lembro do som de sua voz. Ela falava pouco e sua voz era doce, disso eu me lembro bem. Me lembro que ela fazia carinho em minhas costas pra que eu dormisse. Ela me ensinou a rezar e a costurar. Dizia que gostaria de ter sido freira. Eu adorava ir à missa com ela, adorava passear de ônibus e colocar fichas coloridas naquela geringonça pra girar a "borboleta". O que quer que eu fizesse junto com minha avó era sempre muito bom.

Me lembro de uma história que ela me contou uma vez... Um homem estava na prisão se lamentando por sua má sorte. De repente ouviu um som de latas e vidros batendo e olhou pela minúscula janelinha de sua cela. Lá fora um mendigo esfarrapado e sujo procurava comida na lata de lixo. E ele pensou, "Como é que eu posso estar me lamentando se tenho comida e abrigo?" e agradeceu a Deus por sua condição. Acho que ela estava tentando me ensinar algo sobre compaixão. Mas ela morreu quando eu tinha onze anos. Foi a primeira vez que passei pela morte de alguém que eu amava. Ela plantou essa sementinha de compaixão no meu coração, mas não teve tempo de regá-la e adubá-la com sua sabedoria.

E eu fiquei com a impressão de que compaixão era uma coisa que a gente só podia sentir pelos outros, nunca por nós mesmos. Só os outros tinham o direito de sofrer. Eu não. Tinha mãe, pai, casa, comida, roupas, brinquedos... Então cada vez que eu sofria me sentia culpada, porque havia infinitas pessoas sofrendo muito mais do que eu. E eu ajoelhava pequenininha na beira da cama e rezava por todas essas pessoas. Não tinha coragem de rezar por mim, só agradecia porque eu tinha mãe, pai, casa, comida, amigos, brinquedos, escola... e tantas crianças não tinham pai nem mãe e passavam fome... Mas naquele dia, quando meu amigo me olhou, vi a mesma ternura que via nos olhos de minha avó. Foi como se o espírito dela tivesse se acoplado ao dele pra explicar aquela história que me contou na infância... "Não ficar se lamentando não quer dizer que você precise negar seu sofrimento. Tudo bem sofrer, todos nós sofremos. O que eu quis dizer é que olhar para o outro é uma maneira de reconhecer e acolher o sofrimento... o seu e o do outro... exatamente como eu estou fazendo aqui e agora olhando pra você através dos olhos do seu amigo. Isso se chama compartilhar." Só hoje eu percebi que minha avó também estava presente naquela emergência de hospital elucidando pra mim esse koan que eu carregava desde a infância... o koan do travesseiro.

Depois desse dia eu fiquei numa clínica psiquiátrica. Dessa vez tudo foi muito diferente das outras vezes em que fui internada. Pra começar o lugar era muito bonito, cercado de verde e eu podia passear por lá e sentar em silêncio, sem ninguém por perto, pra simplesmente observar minha respiração, apreciar a paisagem, ouvir o canto dos pássaros... Lá tinha muitas pessoas, todas em situação muito parecida com a minha. E a gente comia junto todo dia. A comida até que era boa. Tinha uma sala de arteterapia, com material de pintura, desenho, artesanato, um piano, um violão, alguns instrumentos de percussão. Um dos pacientes tocava violão e a gente ficava em volta cantando. À tarde tinha um grupo de troca e cada um falava porque estava ali e o que pretendia fazer depois que saísse pra não ter que voltar. Era o tal do compartilhar. Eu também recebia visitas diárias da minha mãe que às vezes vinha acompanhada de minha outra mãe, a Dirce. Alguns amigos também foram me visitar, Telma, Denise e Felipe, companheiros de prática espiritual. Eu ainda não sabia que todas essas pessoas, incluindo meus companheiros internos, os médicos, os enfermeiros, os pássaros, eram também manifestações da compaixão. Eles eram a sanga, a terceira jóia do tríplice refúgio.

Um dia me chamaram, "Seu médico está aí pra te ver." Mas para minha decepção não era o meu amigo e sim um colega que ele havia enviado em seu lugar. O médico se apresentou, Dr. Roberto, muito simpático, gente boa, atencioso, competente... Mas não era o meu amigo. Fiquei triste. Eu já tinha entendido que não dava mais pra ele ser o meu médico até porque a gente tinha virado amigo. Então pensei, "Tudo bem, ele vem me visitar como amigo." Fiquei esperando, mas ele não apareceu. Só foi no final, antes de eu ser liberada, pra conversar com meu pai e passar a bola pro colega. Fiquei brava! Era a minha identidade de menina mimada se manifestando. Mas agora eu não ficava mais brava comigo por ter sentido raiva. Minha avó já tinha explicado aquela história.

Sem problemas... O saldo de tudo era pra lá de positivo. Eu estava viva e saindo de uma longa pausa entre uma respiração e outra, longa o suficiente pra me fazer perceber que todas as minhas identidades que juntas formavam um eu eram vazias. E que esse vazio tinha um princípio ativo que dava nascimento às coisas. Essa compreensão foi uma transmissão direta do Observador do Som através do olhar de meu amigo... Direta porque é assim, vai direto ao centro, como a flecha que acerta o alvo... I shin den shin. E tudo começou na emergência do hospital... Ou será que foi nos passeios de ônibus com minha avó? Ou quando minha mãe trocava minhas fraldas? Ou terá sido antes de meus ancestrais nascerem? Não sei. Esse koan só tem uma resposta. A compaixão se manifesta incessantemente em todas as coisas. Pra realizar isso a gente só precisa abrir o coração e deixar que ele se torne um com o espaço vazio de onde brotam todos os fenômenos. Não importa se a gente está numa prisão ou numa clínica psiquiátrica, num retiro espiritual ou num bloco de carnaval, a compaixão está sempre presente.

E hoje eu ouvi que a sabedoria também está presente em todas as coisas... Mestre Dogen nos fala que tudo é a manifestação de Prajna,

a perfeita sabedoria. Deve ser verdade... Hoje eu ouvi de um autêntico herdeiro dos Budas e Ancestrais a voz de Prajna. No início deste ano eu comecei a ver flores de udumbara. Nem sabia que elas existiam de verdade. Mas existem, fotografei. Achava que era só uma lenda esse papo de que elas anunciam o surgimento de um buda. Mas as flores continuavam aparecendo insistentemente para mim. Há bem pouco tempo acompanhei o processo de nascimento de dois budas. Um atravessou para a outra margem e foi juntar-se aos Budas e Ancestrais. O outro ficou pra ajudar muitos seres a fazer a mesma travessia... Assim eu ouvi...
Jardim Botânico, 4 de setembro de 2011.

Email para Marlene sobre a fala da missa

Oi Marlene, aproveitei a fala da cremação e acrescentei umas coisas e tirei outras. Dá uma olhada, vê o que vc acha que pode ser diferente ou acrescentado, e depois vê se a Mariza tem algo a acrescentar ou sugerir.

Estou organizando aos poucos os escritos da Marcia e tentando manter a sanidade mental. Não é muito fácil. Viver sem a Marcia é ter perdido minha parceira na vida, minha interlocução, minha amiga, minha mulher, minha amante, com quem me sentia totalmente à vontade e aberto, mesmo em momentos de estresse, que não foram muitos. Viver com ela era ser feliz, mesmo no câncer e na prática do caminho do morrer. O sentimento de solidão é imenso, mas está sentado em um desses meus vários eus. Ainda bem, senão não dava para viver. Tenho vários outros eus que estão tentando seguir as orientações da Marcitinha para a minha sobrevivência. E então respiro fundo e vou. Sigo no meu caminho e na prática. Agora quando acordo de madrugada só levo alguns segundos para lembrar que ela morreu. Também estou meio sem vontade de conviver com muitos estímulos e barulhos. Mas respiro e vou.

Se eu pudesse ser sincero, talvez falasse mais desse jeito na missa. Sei, no entanto, que uma missa católica é uma formalidade e que não cabe esse tipo de rasga coração, e também que nem todo mundo que estará lá presente merece compartilhar minha intimidade.

Bom, isso tem acontecido também. De vez em quando rola um momento de compartilhar com alguém de quem gosto. Obrigado.
Bjs
Alcio

Email para Priscila Magalhães

Tô ouvindo agora, Priscila... Adoro essa música mas estava esquecido dela.
Tudo a ver...
Tô com os "sentimentos" todos misturados... solidão, dor, coragem, saudade, sensação de estar sozinho mesmo pela primeira vez na vida... a ausência da interlocução com a Marcinha é uma ferida aberta, que sangra sem matar, se bem que eu queria até dar uma morridinha para encontrar com ela.
Não sou suicida, mas há momentos em que queria encontrar com ela. Não poder compartilhar com ela é a verdadeira solidão, já que nela tinha encontrado a companheira parceira para ser nesse entre. Agora sei que existe estar só de verdade.
Entendo as pessoas que se protegem de fazer esse vínculo amoroso com medo dessa dor, já que todo encontro termina em separação, de um jeito ou de outro. Mas a Maria Eugenia me lembrou que quem usa essa defesa vive na dor sem sequer ter tido a benção dessa experiência.
Acho que quando estamos mais velhos os dois juntos, talvez fique mais fácil morrer, sabendo que o outro logo vai. Mas nesta idade é muito duro. Lembro da húbris dos gregos, a inveja dos deuses da felicidade dos homens. Apenas uma metáfora de que a realidade não é justa nem injusta, apenas é.
Esse desabafo é só para você, que me mandou o Milton e me trouxe um fluxo de lembranças, eu caçador de mim.
Obrigado, amiga.
Até daqui a pouco, se vc for à igreja. Se não, até para a semana.
bjs
Alcio

O texto a seguir foi lido na missa de 7º dia da Marcia, baseado no texto lido na cremação.

Falando sobre Marcia

Estamos aqui prestando homenagem à Marcia, um ser de Luz, celebrando sua vida, que Marcia viveu integralmente, com força, determinação, lealdade – vaticínio do nome – carinho, ternura e amor, transcendendo no final os limites da carne.

Poderia falar de todas as realizações pessoais e profissionais da Marcia, mas seria não só longo demais, porque em sua vida de 52 anos realizou muitas vidas pessoais e profissionais diferentes, como redundante, porque todos que aqui estão puderam compartilhar de vários ou pelo menos algum período de sua vida, de suas construções. Construção. Essa é a palavra que a Marcia gostava de usar para definir sua vida e seu caminho. Filha, irmã, engenheira, psicóloga, psicanalista, mulher, amiga, "boadrasta", praticante do Caminho do Meio, parceira de muitas vidas. Sempre buscando sua verdade e sua autonomia, íntegra, buscando sempre aprender e crescendo no aprendizado da espiritualidade e da compaixão. Respeitando sempre sua autonomia, selecionei o seguinte trecho de vários comentários sobre sua própria história deixados por Marcia:

"Se olhar cada momento de minha vida, os vivi sempre de modo intenso, e por mais que já tenha achado que não era assim, nunca deixei de perseguir o meu maior objetivo (mesmo sem saber) que sempre foi descobrir a mim mesma, porque sempre quis entender como é a vida, o que é esse fenômeno, essa chama que se acende e se apaga. A liberdade e o amor como ato de compaixão estão além mesmo dessa capacidade de pensar, criar e desejar. Saboreei muitos momentos de liberdade, mas a vida também é esse vai e vem interior de apegos e desejos.

E o que seria a liberdade? É ir lá e pegar da água quando se tem sede, do alimento quando se tem fome, viver em rede para manter saciada essa necessidade de afeto, mas viver no trânsito e na circulação dos sentimentos. Deixá-los transitar, não brigar com eles.

Se algo acontecer, gostaria que aqueles aos quais sou apegada pudessem se sentir felizes porque me fizeram feliz, me ouviram, me acolheram, me valorizaram quando fui insegura, me ajudaram até a me compreender. E o fato de compartilharmos estas coisas pode deixar em cada um de nós uma semente de continuidade através de lembranças e da possibilidade de continuar fazendo essas coisas na vida, porque essa parte parece fazer todos se sentirem bem."

Marcia não deixou pendências, deixou projetos que continuarão a ser enquanto nós, que a amamos, continuarmos a ser e soubermos transmitir seu legado de como viver, como morrer. Deixou uma história de amor e coragem, que nos transformou a todos que tivemos o privilégio de conviver com ela em toda sua vida, diferentes tribos e fases, mas especialmente nessa travessia de nove meses até seu nascimento para outra realidade. Foi generosa até o fim, nos ajudando a acompanhá-la, nos orientando nesse parto, fazendo com que os que abriram seus corações fossem realmente tocados e modificados para sempre, e que os demais ficassem com algo a ser gradualmente elaborado.

Não está nada fácil seguir adiante. Mas acho que um monge zen tem algo de samurai. No livro dos samurais está escrito: "se você cai na batalha e diz para você mesmo 'morri', então levanta e luta, porque você está vivo ainda. E é isso que tenho feito. Regando meu jardim com lágrimas. Músicas, imagens, falas, tudo isso de repente me traz uma sensação agridoce e eu choro. Por um lado, acho que em 52 anos a Marcia viveu tão intensamente tantas vidas que isso é bonito e mais interessante do que morrer em vida por 80 anos. Mas a verdade é que tá foda.

Acho que todos tivemos a oportunidade única que a Marcia generosamente ofereceu de compartilhar um momento tão difícil e ao mesmo tempo tão íntimo. Todos estamos amadurecendo de um jeito doloroso, mas será que há outro jeito de aprender o que é realidade?

Ter a Marcia como companheira, parceira, amante, mulher, amiga sempre presente, interlocutora, nos últimos sete anos foi tudo de bom. Ainda bem que pude repetir isso para ela inúmeras vezes, antes, durante e até o final. Talvez a gente não possa ser feliz demais mesmo, né? Mas esses anos foram especiais e ficarão marcados como anos de ouro em minha vida. Agradeço a Deus essa benção, embora quisesse mais, já que continuo humano e voraz como um bebê faminto. Um amigo me disse que outro amigo comum acha que vou entrar em crise proximamente. Eu até ri, porque foi uma pessoa que se manteve relativamente afastada de tudo isso, não por mal, mas por medo e horror da doença e da morte, e portanto não tem ideia do que foram os sete anos, os nove meses, e os 22 dias do final. Na verdade, também ri porque já estou em crise, mas talvez aquele amigo ache que, para se estar em crise, tem-se que estar se rasgando, gemendo e tendo crises convulsivas. E minha crise é constante e silenciosa.

Cheguei em casa há pouco e comecei a soluçar na garagem, subindo no elevador e entrando nessa casa vazia. Pensei: "Senhor, como sou egoísta, pensando na minha dor e na falta que a Marcia me faz, e se ela estiver sentindo algo parecido, que horror, mas peço que ela seja sempre amparada pelos Seres de Luz que a acompanham e ela possa seguir seu Caminho sem olhar para trás." Ao mesmo tempo, pensei: "Porra, Marcinha, tu tinha que morrer agora, cara, que merda (chorando), nunca pensei que fosse sentir tanta dor na vida. Tenho até medo do que pode mais doer."

Aí pensei que eu sou um monge de merda, um fraco, um cara *fake*, mas depois achei que era assim mesmo. Que quando eu esbarro nesse desespero é foda. Que hoje voltei a trabalhar no INCA e o grupo ficou discutindo o que seria uma boa morte, depois de discutir vários casos em que havia obstrução intestinal, sondas nasogástricas, despedidas etc. E aí tinham acabado as férias, e amanhã volto para o consultório.

Pensei que a cerimônia e o caminho para fazer a aspersão das cinzas da Marcia no Itororó foi lindo, mas fazer a cerimônia foi duro e doloroso, que eu chorei recitando o sutra sobre Bodhicitta do Guia do Caminho do Bodisatva, de Shantideva. Que ver as cinzas ao vento foi lindo, poético e triste, que tocar o último punhado com as mãos foi a última vez que toquei algo do que restou do corpo da minha amada. E que seu corpo físico já se desfez e voltou ao pó. E aí chego, choro e tenho diarreia.

Penso em ligar para todo mundo de que gosto e as pessoas que me são caras e próximas, mas sei que não vai adiantar. Amanhã tenho análise. E ninguém vai poder desempenhar o papel dela, e nem quero que tentem achar palavras para me consolar. Mas está me dando sono. Vou tentar dormir.

Estava lendo sobre alguns rituais e porquê precisamos deles e esta frase me chamou atenção: "A verdade é que cada um desses ritos, independente da orientação espiritual, é um mecanismo catártico para nós que ficamos, um ajuste ao processo de seguir em frente, vivendo com a lacuna da saudade, a falta que nos faz o ente querido que se foi."

E-mail mandado para vários amigos:

12.09
Estou ficando repetitivo, acho, em meu desespero e desabafo compartilhados com minhas pessoas queridas. Mas a experiência com a Marcia me mostrou de forma cabal como é importante compartilhar o que sentimos com as pessoas de quem gostamos, mesmo que não entendam bem ou façam julgamentos. Numa roda com ela e outros familiares, já no seu leito de morte, uma pessoa que se sentiu mal naquele jeito de falar e compartilhar disse que o silêncio era de ouro. Como monge budista, até sei que o silêncio é vital para a prática. Mas ficar em silêncio na hora de compartilhar é inadequado, é ser mesquinho com o darma.

Acho que todos tivemos a oportunidade única que a Marcia generosamente ofereceu de compartilhar um momento tão difícil e ao mesmo tempo tão íntimo. Todos estamos amadurecendo de um jeito doloroso, mas será que há outro jeito de aprender o que é realidade?

Vocês são minha comunicação com este mundo agora. E, no fundo, não quero perder essa recém-redescoberta capacidade de deixar fluir o que vem.

É isso o darma: deixar fluir o que vem.

Obrigado, sempre.

Capítulo XV

Movimentos da correnteza que chamo provisoriamente de eu

Domingo, 25 de setembro de 2011 – são 14h33
Ah, a vida digital. Quem no passado colocaria este horário em uma entrada de diário? Também o diário não seria virtual. Sempre este corre o risco de sumir numa bagunça de *hardware* pifado ou *software* bichado, ou em um acesso de pior ignorância ou demência em um dinossauro informático. Por outro lado, dois cadernos de diários meus da adolescência terminal sumiram na minha segunda separação, gosto de achar que foi minha ex que os destruiu em um acesso de raiva, fica mais teatral, apesar de poderem simplesmente ter desaparecido na zona da mudança. Isso me diz que não existe suporte para memória que não seja destrutível ou perdível, e vou me contentar com este meio virtual.

Acabei de almoçar e tirei a mesa, comi direitinho como a Marcia gostaria. Estou com 108,25 kg (de novo o mundo digital), o que me dá um bom sobrepeso para meus 1,85 m de altura. Pareço mais magro do que há 9 meses atrás, quando tudo isso começou; na verdade nossa vida mudou em 30/11/2010, quando Marcia fez aquele ultrassom de rotina e apareceu o nódulo. Ela me ligou do Labs no final da manhã. Ali, no telefone, meu coração parou. Em um segundo tive um relance do que seria a nossa vida nos próximos meses – 3? 6? 9? Um ano, quem sabe... e pedi que ela viesse rápido para o Hospital da Lagoa, era uma terça-feira e eu estava lá. Fiquei transtornado e liguei para o Palladino (Armando, o pai) e para o Ricardo Faccin, pedindo ajuda naquele momento e ideias. Os dois atenderam a Marcia e Palladino conseguiu com o Marchon a tomografia para a tarde. Lembro dela – *estou soluçando agora* – *e a vantagem do computador é que as lágrimas caem longe da tela, não vão manchar o papel, posso gemer e chorar enquanto digito, porra, Bia (Ferraz), será que escrever ajuda mesmo?* – sentada com um vestido azul, acho, linda como sempre, assustada com a velocidade das decisões, com minha cara, a melhor que eu conseguia ter, dizendo que bom que tinha sido visto cedo, teria tratamento e tudo daria certo. Era mentira? Não totalmente, podia dar certo, mas isso só queria dizer mais meses de vida. Caralho, aquela carinha assustada da minha forte esposa querida, eu me sentindo impotente, já desesperado e começando a praticar estar forte ao lado dela, segurando a mãozinha dela, daquela mulher, forte, bela, corajosa e decidida, enfrentando de frente o seu medo, o seu susto, contando comigo, que, tudo bem, funcionei, mas deste jeito que estou agora para fora, cheio de lágrimas que prendi, pleno de desespero, que guardei numa gaveta. Agora está tudo jogado no meio do quarto, todo o horror que senti naquele dia, quando soube que a vida como a conhecíamos estava a caminho do fim.

Sorte foi contar com ela para habitarmos na zona de ilusão do Winnicott. Falávamos sobre tudo, chorávamos às vezes, mas até 10 de julho nunca perdemos totalmente a esperança de um milagre, o que nos possibilitou encarar a vida, o tratamento e nossos dias com fé, amor e vida plena. E de 10 de julho à noite em diante nos agarramos um ao outro como – *cara, outra crise de choro, será que vou parar de chorar um dia? Fui pegar papel na cozinha, passei pela sala, vi a caixa onde suas cinzas habitaram enquanto fazíamos o percurso da sua última jornada no Itororó, queridos Rainer e Patrícia, caixinha feita pelo Rainer, onde agora tem um restinho das cinzas que guardei para serem jogadas com as minhas lá mesmo, além das do Tequila, é claro (meu cachorro mais amado, morreu de câncer nos meus braços também, é uma sina dos que amo?) Mas todos morremos, de um jeito ou de outro, ela e ele puderam ser amparados até o fim.* – abri a caixinha, vi aqueles *pedacinhos que sobraram do corpo que abracei, chorei mais, choro agora* – como paraquedistas em queda livre sem paraquedas, sabendo que o chão vai chegar, mas sem olhar para ele, olhando um nos olhos do outro e indo até o fundo da alma. Acho que o chão chegou para ela e ela atravessou para a outra margem, eu bati e fiquei quebrado onde estou agora. No chão dessas lembranças.

Acho que tive outra imagem sobre isso, ou na análise ou conversando em outro momento da semana passada, mas não me lembro mais. Escrever está me ajudando, acho, porque tenho que dar conta dessas memórias todas que estão vindo em cascata à minha mente à medida que o tempo passa. Esses nove meses de vida e 25 dias de luto estão me assombrando. Mas o fantasma dela, que nesta altura eu queria ver, este não me assombra... Será que é porque eu disse que tinha medo? *Marcinha, vejo que foi besteira, porque queria agora te ver mesmo fantasminha... Ah foi dessa a peça que você participou lá em Blumenau, Pluft, o Fantasminha, e você fazia o papel do Pluft; você me contou que ficou com medo na primeira apresentação, mas acabou desencantando. Agora você é um fantasminha de verdade, juro que não vou ter medo, mesmo que você apareça tipo filme de terror só para me assustar e ver eu me borrar todinho.*

Resolvi que vou começar a digitar os escritos da Marcia que estou juntando. Aos poucos, na medida do meu tempo. E depois começar, com ajuda da Paula, a digitalizar fotos antigas e desenhos dela, para compor sua biografia e biblioteca digital. Isso pode me ajudar a me manter vivo. Assim como a Associação Marcia Souza Leal de Meirelles de Apoio ao Paciente Oncológico – nome provisório, enquanto aguardo sugestões da família e amigos – parece que não pode ser Fundação, tem uma questão legal, para ser OSCIP precisa ser Instituto ou Associação. Mas seja com que nome for, será uma instituição mantenedora de uma Casa de Apoio para Pacientes Oncológicos (serão terminais, funcionando como uma casa para aqueles que não tenham casa adequada para ficar quando em cuidados paliativos) e de um centro de formação e treinamento para cuidadores profissionais e voluntários, dentro dos princípios da prática budista, embora sem viés sectário.

Esse sonho compartilhado com a Marcia me dá um sentido para viver neste momento. Minha sensação – pedindo perdão por parecer talvez dramático – é que daqui por diante tenho que cumprir um tempo aqui na Terra, como se fosse um tempo para aposentadoria ou o período de uma pena para ser cumprido na cadeia. Algo que é inexorável, mas que tem que ser vivido. A fantasia do juramento de um samurai a seu senhor é heroica demais. Me sinto mais como um cara encurralado, que não tem outro jeito a não ser usar a saída que lhe apontam. Espero que filhas, amigos e amigas não se sintam rejeitados. Amo vocês todos, mais ainda agora, vocês que estiveram tão presentes e foram um apoio para a minha querida Marcia e são para mim apoio também, além da sensação de gratidão eterna que tenho por terem cuidado da Marcia também, por cada massagem, cada sorriso, cada beijo, presente, carinho, cuidado, lágrima, preocupação, gentileza, olhar cúmplice, tudo enfim, cada momento de consolo e compartilhamento. Tudo isso faz a vida valer a pena e me comove, mas o que estou sentindo, além dessas coisas que alimentam a alma, é o vazio da ausência física da mulher da minha vida. O silêncio dominical desta casa, com os sons do *playground* ao lado, até poucos minutos o CD na sala, tudo isso me indica a solidão da minha amada. Será que ela sente algo assim também? Acho que deve ser diferente, além das minhas fantasias dos seus "anjos da guarda" paqueradores e da galera toda celestial em volta dela, as vivências são inimagináveis para nós que ficamos nesta margem.

Tenho fé no que sinto, e sinto que ela está bem, mesmo que possa ficar pesarosa às vezes pelo meu sofrimento. Agora vem a parte do meu delírio, e acho que nem vou compartilhar isso com muita gente, se não daqui a pouco vão achar que surtei mesmo e nem vão mandar mais pacientes, ou pior, vão querer me internar... Afinal, conheço muitos psiquiatras, ô raça perigosa e metida...

Sempre sinto a Marcia muito perto, mesmo quando sinto mais falta física. O problema é que eu queria abraçá-la, fazer amor, ouvi--la, beijá-la, sentir o seu cheiro gostoso, mesmo no hospital estava cheirosa até o fim, *ah minha big baby, a sua escovinha de neném para o cabelinho fino me faz chorar sempre que a vejo ou imagino, como agora,* queria estar com ela viva como eu ou morto como ela. Essa separação dimensional é foda. Mas o que senti outro dia é que estamos trabalhando juntos, desde atendimentos – atendi X, uma paciente dela – até a ideia de que é como se eu pilotasse um barco, um táxi até certo ponto e dali em diante o passageiro – alguém terminal – passasse para outro carro ou barco, pilotado por ela. Lembrei agora do filme *O Feitiço de Áquila*, talvez não sejamos tão belos quanto Michelle Pfeiffer ou Rutger Hauer naquele filme, *alguém sabe por que o Word corrige tudo errado? Pombas, tenho que descobrir como desligar o corretor automático,* mas estamos passando pelo mesmo problema, desencontro de formas. Já xinguei budas e patriarcas, mandei todos para a puta que os pariu, porque essa história de votos de bodisatvas etc. é muito bonita, mas quem está na merda somos nós. Bom, só um desabafo, mas sou um bodisatva rebelde, questiono essas lógicas místicas e míticas, esses carmas de ter que aprender a lidar com essa separação, ter que isso, ter que aquilo, porra, bom, tudo isso pode ser só uma maluquice de pirados espiritualistas. Mas vivi nesse meio desde que nasci, esse é meu caldo de cultura, então loucura ou não é assim que vivo, sinto, simbolizo. E, portanto, vou continuar no caminho do bodisatva, registrando meu protesto pela falta de delicadeza do destino. Se isso é contar com a amizade dos budas, bodisatvas, orixás, Nossa Senhora da Cabeça, anjo da guarda, Jesus e toda a galera, puta que o pariu, com a inimizade não posso nem imaginar onde iria parar.

Desculpem a forma da escrita, mas está rolando muito solta, como minha cabeça neste momento.

Bom. A ideia é essa, como se pudéssemos continuar trabalhando juntos, ajudando as pessoas a completarem suas jornadas na Terra de um jeito mais maneiro, sabendo que o jeito como se morre é fundamental para a questão do salto quântico da consciência ao se morrer. Quando penso assim me consolo. Pode ser que seja só isso, um consolo. Mas que funciona, funciona. Pelo menos parei de chorar. Talvez seja por ter escrito.

Este é só mais um capítulo. Aceito colaborações. Aliás, quando penso em escrever os livros que a Marcia pediu que escrevesse, descrevendo nossa experiência, usando nossas gravações, pensei também em contar com os depoimentos da família e amigos, quem quisesse escrever sobre o que viveu conosco e como viveu. Sei que nem todos gostam de escrever ou mesmo se sentem incapazes, mas não é necessário ser escritor para escrever. Basta sentir e ter a disposição de compartilhar por escrito o sentimento, reflexão, historinha, seja o que for. Acho que ficará muito mais legal e abrangente, qualquer coisa que eu escreva ou organize, se puder contar com as lembranças, reflexões e vivências de todos. Afinal, a vida nossa é uma grande roda, e o processo de viver e morrer da Marcia catalisa muitas coisas agora.

Se algum dia algo for realmente publicado, faremos uma revisão bacana, é claro, até para evitar processo de alguém mal citado...

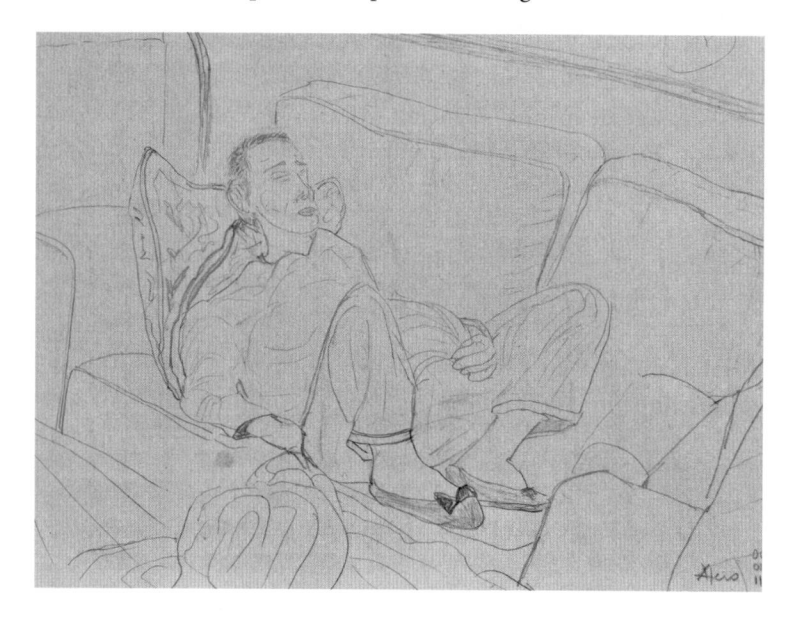

Diários de Aldeia
Aldeia da Serra, 02/10/2011
(transcrição do caderno grande de desenho)

O desenho da página anterior foi o último desenho que fiz da minha querida Marcia, em 6 de agosto de 2011, no nosso último fim de semana em casa. Ela deu seu último suspiro no dia 31 de agosto de 2011, no Hospital Copa D`Or. Ela morreu como viveu. Plenamente. Foram vinte e dois dias e horas, desde 23 horas de 9 de agosto até 7 e quarenta de 31 de agosto.

Esse desenho foi num sábado. O rosto não corresponde ao da Marcia. Tem mais a ver com a minha tristeza.

Tenho escrito coisas no computador. Diários chuvosos. Aliás, chove aqui hoje, domingo. Vim com a Paulinha de carro, trazer as cinzas da Marcia que separamos para D. Linda, que quer colocar junto com as dela, quando morrer, lá no Itororó.

Neste caderno estão nossos anos juntos. Não o suficiente para mim.

Continuação dos Fragmentos de Vida após a Partida

16.10

Domingo de manhã. Silêncio. Acordei preguiçoso às 11h13, raridade... Mas também tem a mudança do horário de verão, seriam 10h13, na verdade. Fui dormir tarde, 03h30 (já no horário novo), após ter caminhado do apartamento novo de uma amiga de volta aqui para casa. Fui lá tomar um vinho, ver um vídeo e conversar. É uma amiga antiga que vai casar daqui a pouco, espero que ela possa ser feliz como eu fui. Levei um filme, *O Segredo do Funeral*, muito bonitinho, com Robert Duvall, Bill Murray e Sissy Spacek. Conta a história de um homem que viveu 40 anos como ermitão e faz um funeral em vida para poder contar sua própria história, já que todos na pequena cidade próxima tinham histórias sobre ele. Não vou contar o segredo, vocês vão ter que ver o filme – vale a pena. Mas durante o filme houve um momento em que pausamos, durante uma cena em que o personagem de Bill Murray fala para o de Sissy Spacek que trocou de lado de dormir na cama desde que a mulher dele foi embora, e aí falei sobre a minha cama, a cena da morte da Marcia, a falta que ela faz, de um jeito não desesperado, mas calmamente desconsolado.

Minha sogra ligou às 12h40... Falamos até 13h20. Ela pediu desculpas por incomodar, mas disse que precisava falar comigo, porque com as filhas não quer ficar chorando... Disse para ela que não incomodava e que chorar junto também faz bem. Ela pôde abrir seu coração um pouquinho e foi bom para nós dois. Minha mãe não é uma pessoa atualmente com quem eu possa ter esse tipo de diálogo. Ela vive algo que acho ser um início de demência, com um cenário de ruminações paranoides e depressivas – desculpem, mas continuo a ser também um psiquiatra – e às vezes recusa medicação, tem vivências alucinatórias e delirantes, enfim, não é mais a pessoa que já foi. Mesmo com aquela mãe anterior eu tinha dificuldades, pela onipotência narcísica que tingia o amor dela por mim e por minhas filhas e que a levava a tentar interferir e manipular a nós todos, para nosso bem... Mas pelo menos dava para conversar, nem que fosse para brigar. Agora a pessoa se foi. Por quem ficou tenho compaixão às vezes, agora, algumas vezes apenas saco cheio e cansaço. A raiva que senti na época da morte da Marcia passou. No dia da missa de 7º dia, falei muitas barbaridades para ela, provocado pela inundação de maledicência e preconceito que ela generosamente ofereceu a mim e às meninas. Naquele momento o bodisatva foi para o c*, ficou só o demônio que também sou, meu Darth Vader predileto, e passei o rodo naquela velha senhora. Veja você o que são as associações livres, um telefonema e tanta coisa flui, daqui a pouco espero voltar para o tema inicial, mas eu estava mais no espírito de Manjusri / Avalokiteshvara, agora, do que no de Darth, mas fazer o quê? Falei naquele dia o quanto me senti sem mãe no momento mais duro da minha vida, o que foi verdade, tive de realizar a perda da mãe continente não invasiva que sempre quis ter e jamais tive, a partir da perda da mulher que pôde desempenhar na minha vida os papéis de mulher, amante, amiga para todas as horas, parceira mesma, acolhedora e respeitosa dos meus limites. A solidão dessas duas mulheres – a que tive por alguns anos maravilhosos, e que terei como amor e lembrança viva enquanto eu durar, e que durará também enquanto estas palavras durarem e forem lidas ou contadas, e a mãe que finalmente aceitei não ter tido. Esse foi o link com o filme, que já volto para desenvolver. É fato que a raiva naquele dia foi uma mistura de todas as raivas, aquela da criança que fui sempre na defensiva contra o que vivia como uma invasão do amor narcísico da mamãe, a raiva do adolescente que precisou se isolar da mãe para não ficar psicótico (pelo menos não full time, rsrsrs), a raiva do pai que tentou defender suas próprias filhas daquela invasão de generosidade compulsiva com traços frequentes de cobrança, a raiva do filho que não pôde contar com a mãe que queria ter e que perdeu o pai quando começou a compreendê-lo melhor, a raiva do homem que perdeu a companheira da vida diante da realidade inexorável da doença e da morte. Enfim, mami abriu a caixa de Pandora, levou azar nessa, porque achou talvez que estava podendo descarregar suas próprias raivas, frustrações e ódios para um filho que seria respeitoso e/ou acolhedor e encontrou um demônio furioso, com uma raiva imemorial. Como nada é puro ou 100%, mesmo naquele momento dark havia um ponto *de luz amorosa e pude me calar antes de abrir todo o saco de fel que meu coração estava sendo, e falei apenas do presente, sem remexer no passado. Mesmo assim fui fundo e fiquei alguns minutos culpado por isso – santa Adelaide (minha primeira analista e mestre zen), autorizou um jeito perverso de ser que me deu forças para seguir a vida (perverso aqui é um termo estritamente psicanalítico, não tem nada a ver com moral ou filosofia, por favor) (apesar de eu ser um tanto imoral também para os padrões morais judaico – cristãos e/ou psicanalíticos tradicionais – sei que é mordaz juntar as duas categorias) – e mais um tempo culpado, quando vi minha mãe delirante, o que me fez pensar que ela já estava meio maluca naqueles tempos finais da Marcia e eu não tive abertura, percepção nem compaixão suficientes para ela. Quando penso na vida da minha mãe, desde as desventuras no sertão, as secas, a fome, os cangaceiros queimando as poucas coisas do meu avô, ela fugindo com os irmãos menores pela caatinga em 1935, com uma panela na cabeça, os 85 anos de vida com lutas constantes, o sucesso profissional de uma pessoa que não teve escolaridade formal e aprendeu a ler com o padre, a polícia revirando nosso apartamento em 1964, atrás do meu pai, aquele herói de uma resistência que não houve, ela responsável por me criar e sustentar... Posso me sentir grato e admirar a mulher que ela foi, posso mesmo perdoar aquilo que chamo de erros e cuidar dela. Mas isso não apaga meus sentimentos de ódio e raiva eventuais, que foram invocados pelo ódio e raiva diante da morte da minha amada.*

No meio da minha vulnerabilidade e fragilidade, clamei pelo que considerei uma injustiça do destino. Isso me lembra o Salmo 130 de David, que me chamou a atenção pela primeira vez naquele filme, O Sexto Sentido, quando o garoto reza na igreja com medo. Não sendo cristão, admiro a poesia que expressa o sentimento de desamparo e a busca do consolo na presença reasseguradora do pai. Esse pai que funciona dentro de mim e me dá força para continuar diante daquilo que considero, do meu ponto de vista relativo, como iniquidade e injustiça.

Tentando voltar ao filme do começo, na hora em que comecei a escrever, há algumas horas atrás, tinha acabado de chorar ao tirar a mesa do café da manhã, que coloquei com mais esmero porque é domingo, fiz café de verdade, não o Nescafé que virou o meu companheiro matinal habitual, rápido e confiável, sentei com muita calma e ouvi o bem-te-vi cantar. Ao tirar a mesa, coloquei um CD com música bem tranquila para rolar, enquanto começava a lavar a louça, e aí chorei lembrando de respirar junto com a Marcia ouvindo esse CD, e solucei um pouco – nestes últimos dez dias não tenho soluçado mais, só me emocionado um pouquinho às vezes, acho que aos poucos vai virando mais saudade e menos dor, se evito olhar muito intensamente para as lembranças – e depois fiquei chorando mais tranquilo, enquanto lavava a louça e arrumava umas coisas da casa, colocando aromas, e fiquei me perguntando por que as coisas tinham de ser assim, e me revoltei, pensando que porra era essa de ter coisas para aprender, que porra de método de ensino é esse, e fiquei com raiva de budas e bodisatvas ancestrais, mas raiva tranquila, com lágrimas ainda, e aí comecei a conversar comigo mesmo, perguntas e respostas tipo mondô pessoal, e me perguntei o quê que era isso de aprender a lidar, que a ideia de que nascemos para aprender não estava sendo bem entendida por mim.

Aí entendi claramente que, na verdade, nascer neste mundo é apostar na vida bem vivida, na construção constante de sentido, sentido que não existe pronto. Que nossa compaixão e voto de bodisatvas não têm a ver com crenças, mas com *sentimentos-conhecimentos intuitivos* profundos, algo que nos diz que a vida é feita de um amor que nunca morre, que sempre é. Para isso serve o precioso nascimento humano, que dá palavra, voz àquilo que se manifesta como transcendência na vivência. Contamos uns para os outros o que vivemos e damos voz à vida do universo. A vivência não é a palavra, nem se constrói com conceitos e discriminação intelectual, mas através da forma humana, com suas dores e delícias, a palavra se faz carne, medula, ossos, pele e seixos, telhas e muros, e podemos viver para sempre nessas construções.

Queria muito poder traduzir o que intuí, após choros, risos e clarões, mas não é fácil... Por isso vou e volto neste computador desde aquela hora. Já falei no telefone, já ouvi Madredeus no YouTube, postado pelo amigo Miguel, pensei nos relatórios que devo fazer e nos *Três Mosqueteiros* que vou ver. Diários chuvosos continuam a ser, porque chove. Vou comer algo.

Comi e depois coloquei canto gregoriano no som da sala. Enquanto arrumava a cama, para não deixá-la por fazer quando sair daqui a pouco, pensava que a Marcia ficaria satisfeita com meus pequenos atos de cuidado. Meu amor por ela sempre foi mais feito de atos do que de palavras, embora tenha dito tudo que queria para ela nesse campo do amor e da ternura que ela me inspirava. Queria ter era mais tempo com ela vivinha aqui, para abraçar, beijar, apertar, como tantas vezes fizemos, mas guloso queria ter mais. No meu horóscopo tem uma parte que fala disso, sou de Escorpião com ascendente em Capricórnio:

Você, Braz, com Vênus em Virgem, **demonstra que ama sendo útil***. Virgem é um signo servil, e o afeto em geral tímido é transmitido através de atos bem práticos, que lhe conduzem a melhorar a vida do outro. Pode nem sempre ser uma pessoa tão demonstrativa, mas move céus e terras pelas pessoas que ama.*

O ascendente do momento de seu nascimento era Capricórnio, Braz, que se conjuga ao seu signo solar (Escorpião), traduzindo como qualidade principal uma persistência absoluta, uma **capacidade de lutar por objetivos de longo prazo***, uma dedicação total às coisas que você aprecia. Dedica tempo e energia às coisas que lhe interessam, com uma intensidade que deixa as pessoas fascinadas...*

Capricórnio, com sua qualidade saturnina diplomática, lhe empresta uma serenidade que em geral não é muito comum no seu signo, Escorpião. O resultado é uma personalidade guerreira, encouraçada, resistente a situações físicas e psicológicas bem difíceis... Tanto Capricórnio quanto Escorpião são sobreviventes de intempéries. A cabra sobe a montanha, haja neve ou sol, e o bicho escorpião anda melhor em terrenos pedregosos do que lisos.

Você tem uma conexão natural com o poder, Braz. Não com o poder enquanto objeto de gozo, mas o poder enquanto verbo, o famoso **"eu posso"***. E, de fato, sua força de vontade é incrível, e você tem o raro poder de começar do zero quando, onde e como quiser. Tenderá a passar por mil mortes numa só vida, precisando começar tudo de novo, mas em todas as vezes terá muita destreza e espírito de luta. Cuidado apenas com uma tendência – muitas vezes inconsciente – de invocar para si um* *papel de poder autocrático, do tipo que os jogos sempre têm que ser do seu jeito. Tempo e maturidade corrigem esta tendência.*

Bom, esse horóscopo, que fiz no final de novembro em um site, Personare, foi útil para reforçar minha crença na minha capacidade de sobreviver, rsrsrs. De qualquer jeito, foi legal, inclusive nos toques. Também foi legal perceber que, na nossa fragilidade e vulnerabilidade, cuidamos uns dos outros, que esse cuidado é o amor agindo vivo e esse cuidado nos mantém vivos, enquanto nossa história existir. Tudo isso por 30 reais, uma pechincha.

Estes escritos tão forrados de hiperlinks me devolvem à questão das palavras. A história humana é uma grande conversa, muitas vezes recheada de incríveis cenas de estupidez e crueldade, mas plena de momentos sublimes também. Os monges zen sempre prezaram essa conversa de modo explícito, uns conversando com os outros através de gerações, desde o velho Shakya, comentários de comentários, mas sempre apontando para as vivências singulares de cada um em sua manifestação singular do darma. Nossa prática é viver em atenção plena todas as nossas dores e delícias, e a vida é, em si, independente da morte, que também é um si inteira.

Foi bonito no filme ver o personagem do Robert Duvall fazendo sentido de sua vida ao contar a sua história, e perceber que esse é o valor da palavra, neste mundo de relações, o mundo relativo. E entender que nossa tradição de prática traz o falar como algo que é um dedo que aponta a lua, portanto funcional, algo que serve para nos devolver mais atentos à experiência viva.

Não importa se acreditamos ou não em vida após a morte. Na verdade, não sabemos de nada ao certo, e tudo bem, essa é a condição humana. Mas sabemos ser com o outro, fazer com o outro a relação que nos cria aos dois e nos transforma em eternos em nossos sentimentos que fluem nos versos que cantamos e vivemos. Esse é um em si que surge no *entre* e que torna a vida algo que vale a pena, vale muito a pena, e esse é o presente dos budas e bodisatvas, para mim pelo menos, poder estar vivo e experimentar a plenitude da vida humana, sabendo/sentindo ser um elo nessa corrente, uma das pequeninas chamas que vão acendendo umas às outras nessa sucessão de velas que iluminam a escuridão do brilhante universo.

Nas rodas multiplicamos essa vivência, com as dificuldades inerentes a esse entre muitos, muitos apegos aos egos cansados de defesas paranoicas, obsessivas, histéricas... Como é importante ter amigos e grupos onde se possa realmente ser junto e abrir o coração e a mente à vontade, com todas as escoriações possíveis.

Não fosse pelas minhas relações, passadas, presentes e futuras, não poderia continuar vivo. Pude morrer com a Marcia e agora aos poucos renasço. É um processo lento e por vezes doloroso, circular mesmo eventualmente com memórias ocorrendo junto com vivências presentes, como foi o morrer junto com ela. Tento fazer sentido disso tudo e compartilho com algumas/alguns companheiras/os de caminhada. Obrigado pelo carinho de ler. Para mim, já valeu viver/escrever.

Capítulo XVI

Vida que segue

Manual da dor (que nem sempre dói...)

21/10/2011
[Transcrição de diário escrito à mão nessa data, em caderno feito no Nepal, artesanal. Carolzinha minha filha *foi quem* me deu.*]*
[A transcrição estou fazendo no Itororó, em 14/11/11, meia-noite e meia, as coisas que acrescentar estarão em itálico e são de hoje.]
    Acordei às 3 da manhã. Parecia 07h00 para mim, que fui deitar às 23h15, cansado. Usei o meu sedativo mais habitual, a masturbação. É relaxante e sem efeitos colaterais. *[De uns dias para cá não tem funcionado, faltam fantasias e um mínimo de tesão.][Vou avivar a lareira no térreo, aquece todo o chalé, minha casinha temporária.]*
    Sonhei mas esqueci. Ontem tirei um vago cochilo no consultório, uns 10 minutos, e sonhei um instante com a Marcia, bonita, cheirosa, chegando com umas meninas (moças) no consultório e me apresentando; tive uma sensação de serem as enteadas dela, embora não parecessem com as enteadas antigas reais. Foi tão rápido e fugaz, outro dia também tive uma rápida imagem em sonho, mas ela estava mais distante.
    Chamei este caderninho, que a Carol me deu antes de voltar para a Islândia, de Manual da Dor. Não quer dizer que tenha de ser só dor, também poderá ter delícias. Mas acho que minha maneira de não enlouquecer agora é escrever quando vivo muito intensamente sentimentos que não são só dolorosos, também são ternos e me trazem boas recordações.
    [Não sei bem por que, lembrei agora do que acho foi a última vez que dancei com a Marcia numa festa. Foi no casamento da filha do Marcio, Juliana, que celebrei no clube Germânia *em maio ou junho passados. Foi bom, dançamos, me emociona lembrar... Olhos marejados, arejados de mar, água salgada que brota destas fontes inesgotáveis...*

Vejo a foto da Marcia e lembro do sorriso na festa, do prazer de dançar, nos divertimos, saímos cedo, porque estava preocupado com o cansaço dela, chovia como hoje... celebrei um casamento que espero seja feliz e longo, gosto muito do Marcio e da Juliana. *Marcio é sobrinho do meu querido amigo Gilberto, falecido com sua Tânia em um trágico acidente de carro na Bahia, há uns 3 anos, acho.]* São 06h00 e o dia alvorece, com os pássaros cantando. Tão bonito aqui isso. Me lembra os escritos da Marcia que li agora, quando arrumava uma gaveta que sobrara no chão do escritório. Muitos escritos, mas muitos falam da morte e da felicidade comigo. *[Marcia achava que ia morrer cedo e, quando a conheci, até dizia que não se incomodava com essa ideia/sensação, mas depois que nos unimos dizia que queria envelhecer juntinho.]*

Solucei um pouco, umas duas vezes, na segunda, chorando na privada, me observei desesperado e pensei como é difícil viver sem a Marcia. Não é toda hora que sinto isso, não sei se é porque evito chegar perto da dor ou se é assim mesmo, idas e vindas, dores, saudades, lembranças, momentos de ternura, percepção da sensação de angústia que a falta dela traz.

Marcia me apaziguava nos meus momentos de angústia; nem eram tantos, mas, quando ocorriam, beijar seu pescoço, me aconchegar no seu colo, fazer conchinha com ela me garantiam que o amor existia, a vida era bela e éramos eternos, nem que fosse por aquele momento.

Lembro do último olhar que trocamos e choro agora. Que saudade!!! Éramos tão felizes e sabíamos. Lágrimas de saudade. *[Esse último olhar trocado foi muito intenso e tranquilo. Nos aprofundamos um no outro. Sabíamos que era o último nas nossas formas de então. Ela já tinha recebido a infusão que a deixaria ir dormindo ao encontro do portal, o sono chegava. Nos despedimos com um beijo e ela dormiu. Doze poucas horas depois, expiraria.]*

Como pode ela ter morrido? Não consigo entender. Tão cedo e tão rápido.

Viver sem ela é foda. Choro de saudade, mas dói. Quando soluço, talvez seja mais vinculado à angústia da separação e ao sentimento de solidão. *[Hoje em dia, um mês depois, soluçar não tem rolado.*

Só choro mais tranquilo e quieto. *Talvez o desespero seja da perda daquela pessoa que me acolhia como uma mãe, e a saudade seja daquela que era minha companheira, minha amiga de verdade, com quem eu pude estar no mundo à vontade. Esse foi o maior presente que alguém me deu. Aceitação, acolhimento, troca, presença inteira. Pudemos dar isso um ao outro e manifestarmos esse momento de consciência da vida na plenitude, isso é o que me permite continuar vivo, sabendo que ela continua de alguma forma no Mistério e misturada à minha existência nesta dimensão das aparições da forma.]*

Mas, quando choro como agora, me parece que tem mais a ver com a falta dela mesma. Com a dor da nossa separação forçada. Parece-me que o luto é feito de idas e vindas mesmo. Há um tom melancólico de fundo, permanente, com notas sobrepostas de alegria, prazer, saudade, dor, e às vezes mergulhos profundos na falta dela.

Sou muito humano, humano demais. Mas ela e eu temos a fantasia de que partilhar o que vivemos pode ser útil para os outros humanos que nem nós. Bom, pode ser. Também é uma forma de ser com ela.

Vou deixar este caderno à mão, sempre. Nem sempre escrevo no computador e não quero deixar de registrar essa linha do tempo.

Em 23/10/ 2011

Escuto um CD com músicas que têm água como tema. Bonito, gostava de usá-lo como fundo musical nas aulas de meditação que dava na Gávea Gym. Hoje é domingo de manhã. São 10 e pouco. Dormi bem esta noite. Recebi uma massagem às 19h00, após voltar da festa infantil à qual fui com a Letícia e o Carlitinho, minhas heranças pessoais – afetivas da Marcia. Era aniversário de um ano de uma das filhas do Alexandre Palladino, o oncologista da Marcia.

Acordei às 09h15, mais ou menos. Tomei café tranquilo, limpei a casa, lavei a louça, fiz a cama e tomei banho. Tudo para mim mesmo. Acho que esse cuidado me dá a sensação de estar vivo, mesmo na ausência da minha amada.

Vi o final do vídeo do Confúcio que a Flávia me emprestou. Mais além dos aspectos idealizados, naturais sendo o filme chinês, é uma reflexão interessante sobre vida, morte, nosso papel neste mundo.

Minha analista comentou sobre minha abertura para me expor, assim como Selma, minha colega de coordenação em um dos grupos Balint – Paideia no INCA, e disse que esperava um dia poder se mostrar tão à vontade. É um pouco isso, sim, e um pouco um tipo de exibicionismo, não do mal de todo, mas uma forma de me abrir para o fluxo de emoções, sentimentos, percepções e reflexões. Deixar fluir sem me apegar. *[É um estilo que vi em Thich Nhat Hahn, no livro em que comenta o Avatamsaka Sutra* – Cultivando a mente de amor –, *em que fala de sua paixão por uma monja. Esse é o grande desafio no Mahayana. Estar plenamente no mundo, ser plenamente humano, sem ser arrastado pela correnteza dos sons do mundo, deixar a natureza de Buda se manifestar plenamente, deixando que o amor possa fluir de* amalavijñana – alayavijñana *sem sementes negativas – para as demais consciências. Aí eu acho, pelo menos neste momento, que só dá para acontecer este tipo de amor quando os dois estão no caminho, senão não rola.]*

Também é a falta que a Marcia faz. Estaríamos conversando agora. Minha interlocutora, amiga mais verdadeira. Pude ficar totalmente à vontade com ela, em todos os campos. Ela e eu pudemos oferecer um ao outro abertura para manifestarmos plenamente nossas naturezas, sem julgamento nem interpretação, e mesmo acolhendo de bom humor nossas recaídas neuróticas eventuais. Algumas lágrimas de saudade. Agora escrever e conversar para mim são homenagens à mulher que me fez me abrir para mim mesmo e para o mundo. Sabe, a Marcia é como uma enzima que catalisa uma reação química essencial para a vida. Muita coisa estava amadurecendo em mim há muitos anos, e esses sete anos com ela, em relação amorosa, e nove (ou dez?) de conhecimento me adubaram, cuidaram, limparam e trataram com muito amor, parceria, acolhimento, muita alegria de viver.

O valor dessa relação de vida fica claro para mim. Só através dessa relação pude manifestar mais inteiramente e integralmente aquilo que havia em potência, plantado em muitas relações anteriores. Mulheres, pais, filhas, analistas, amigos, inimigos, pacientes, colegas, cachorros, professores de vários tipos, meus reflexos em várias práticas, em vários caminhos.

Pode ser que se possa alcançar esse amadurecimento em relações amorosas não-sexualizadas nem singularizadas em vínculos de duas pessoas. Talvez. Deixo para quem tem essa experiência falar sobre isso. Para mim, Alcio, entretanto, está claro que essa mágica só funciona a dois, com intimidade afetiva, sexual, cognitiva... Assim como tem mágicas que só funcionam na roda, no coletivo. Somos seres do "entre", manifestos no vento que sopra... Sopro, espírito.
Pulei algumas folhas do Manual, escrevendo rápido. Quando percebi, escrevi nas duas primeiras folhas vazias formas mais poéticas...

Durante o almoço
Habito minha solidão.
Gosto de mim.
Gosto de cuidar de mim.
Minha solidão
Homenageia tua lembrança.
Coração partido soa piegas,
Mas é como sinto.
Como, sinto.
A mesa posta para mim.
Alimentos que já foram para nós,
São para mim.
Brindo à memória, à luz que me ilumina.
Escrevo para que duremos, nós e nosso amor,
    para sempre...

Dedicatória
Você e eu
éramos poesia
criação em movimento
Agora sozinho
nesta forma
escrevo a incompletude
Desenho a vacuidade
Sendo

Em 31/10/2011 (01h20), no Itororó

No chalé 1, minha casinha aqui nos próximos meses. Já foi nossa casinha. A lareira de que você gostava tanto. A cama é diferente. *[Rainer trocou.]* Chorei ao olhar tua foto. Tinha acabado de escrever no outro diário (o grande, com desenhos) que a saudade e a dor estavam mais suportáveis. Será mesmo? Tomei meio frontal de 1 mg há uns dez minutos. Hoje é segunda de madrugada, meu aniversário, e a sensação de solidão bateu.

Minha filha Paulinha, que tem sido amiga e companheira nestes dois meses, dorme no chalé 2. Ela gosta daqui. Meus irmãos Rainer e Patrícia dormem em seu chalé. Amanhã vamos todos para o Rio, na quarta, viajam para a Europa. Uma aventura no zen e na vida. Vão juntos, homem e mulher. Minha benção para eles e para a sua construção de vida.

Pois é. Talvez em algum lugar deste vasto mundo exista outra mulher com quem eu possa vir a construir outra história legal. Mas Marcia, achei que eu morreria primeiro. Nem tinha percebido o quanto isso era egoísta, não querendo sofrer tua ausência. Tudo bem, como um samurai a teu serviço, prefiro sofrer no teu lugar a falta. Mas preferiria, antes disso tudo, ter tido a doença no teu lugar. Enfim não pude te proteger do sofrimento, só ficar junto de ti. Não te abandonei, mas não pude te libertar do teu destino doloroso.

Às vezes, como hoje, olho teu retrato sorridente e não acredito que você morreu. Acho realmente que você segue outra vida, bem mais livre, sinto que você realmente se libertou através desses nove meses e especialmente das três últimas semanas. Seus olhos brilhantes, seu sorriso, suas falas, seus beijos. Tudo me disse que seu corpo realmente estava te parindo.

Você voou na liberdade, meu anjo solto. E me deixou na dor, na tristeza, na solidão.

Olhando teu retrato, me lembro de sempre me sentir seguro, porque tinha teu amor. Sentia que não importava o que quer que acontecesse, você estaria lá, um porto seguro para o meu barco. Nunca senti isso na vida. Uma verdadeira parceira. Iríamos juntos até o fim dos tempos. Pode ser até injusto com a próxima parceira que espero encontrar. Mas ela vai saber que espero te encontrar na minha morte.

Talvez por isso tenhamos ficado tão à vontade em nossa vida conjugal, sabendo que éramos o eixo e os outros eram circunstanciais, mesmo que muito legais às vezes. Sempre achei que, desencarnados, encontraríamos a todos e seria uma festa, mas alguém é nosso par de coração. *[Papo tipo alma gêmea e nosso lar, mas isso também faz parte da minha tessitura. Não é exatamente o que sinto nem acredito a toda hora, mas sou essa contradição ambulante. E tudo bem. Marcinha ficava meio enlouquecida, às vezes, porque era mais coerente que eu; no aspecto engenheira de produção era bem racional e pragmática, e minhas incoerências às vezes forçavam os esquemas dela. Mas soube lidar com isso elegantemente.]*
Escuto *Tears in Heaven. I must be strong and carry on, cause I know, I don't belong here in heaven. Would you hold my hand, if I saw you in heaven? Would you help me stand, if I saw you in heaven?... I know I just can't stay here in heaven...* Life can bend your knee, life can break your heart... Momento tristeza. Queria tanto vê-la. Te amo. Vou esperar te rever assim que possível. Beijos.

Diários do Itororó entre 00h00 e 01h00 – Itororó, 30/10/2011
(Transcrição do caderno grande de desenhos)

Faltam 5 minutos para ser dia 31 de outubro e eu completar 55 anos. Olho a lareira, escuto Mozart e estou em um momento neutro. Ao olhar a lareira alguns instantes atrás, e colocar um tronco novo, o crepitar do fogo ao envolvê-lo me fez imaginar a cremação da Marcia. Seu corpo emagrecido estalando no fogo do forno crematório. Imagem mórbida. Agora toca *Adiós Nonino* de Piazzola. Também algo do zen me diz que, quando estamos duros e secos como lenho velho, devemos queimar. É isso.

A saudade e a tristeza estão mais suportáveis agora. São dois meses desde a morte da minha amada. Marcia abriu as portas para mim da potência de amar. Me deu muitas coisas, muitos momentos de felicidade, êxtase, tudo de bom. E nesses nove meses finais foi como um sonho, até as pequenas dificuldades sumiram. Se tivéssemos sempre a clareza da finitude, nossos problemas de relacionamento se desvaneceriam, até porque viver na transparência deixa tudo fluir, desde a dor até o amor, mas não grudamos em nada, simples e completamente vivemos.

Diário Noturno, após dia de primavera de sol e lágrima
(Embora tenha virado um diário de 3 dias...)

Hoje *(sábado, 05/11)* estive bem no zazen da manhã a falei coisas que achei úteis para a sanga. Nada foi gravado, falei só para aquele momento. Escuto agora um CD com o sutra do Buda da medicina cantado.

Agora estou um pouco mais sereno, após um entardecer e anoitecer duros. Estou no Rio, acho que aqui é mais difícil do que no Itororó. Lá, parece que estou sozinho por opção, além da presença dos bichos, da Paulinha, do Rainer e da Patrícia, no fim de semana passado, antes de eles viajarem para a Europa. Eu aluguei a parte pública da pousada e a partir do "findi" que vem estarei subindo frequentemente; espero escrever meus livros e pensar minhas feridas.

Ontem seria nosso aniversário de casamento. Quando me lembrei disso, fiquei mal, mas a festa no grupo do INCA, o cálculo renal da Regina e o jantar da noite com Bia, Paty (minha afilhada), seus pais Nick e Luciana e a irmã Bela e o namorado, no Ki, um japa aqui perto, na Fonte da Saudade, tudo isso me distraiu. Hoje lembrei de novo, quando fui fazer compras de mercado com a Paula no *Campeão*, um supermercado mais barato em Botafogo que a Marcia descobriu e que foi o último a que fomos juntos. Na volta para casa, chorei muito, a tristeza que estava represada jorrou e senti muita falta de novo. Depois, fui almoçar com a Paula no *Filé de Ouro* e voltei a pé para casa, triste.

A tristeza foi virando raiva, em casa, arrumando livros de zen que trouxe do consultório antigo. Que merda! É isso a compaixão dos bodisatvas? Se foder na dor e tudo bem, afinal é egoísta querer falar com a Marcia, por que eu conseguiria isso? Porra, queria pelo menos sonhar... A raiva melhorou ou diminuiu e fui ver o Facebook. Agora escrevo menos revoltado... Será?

É tudo muito antitético com o que eu falava de manhã no zendo. Não era falso, nem falso *self*, era a verdade daquele momento. Entretanto, me acalmei, mas continuo puto. Puxa vida, sacanagem. Posso estar sozinho agora, sem cortar os pulsos, apesar da vontade eventual de morrer e encontrar a Marcia. Mas que merda de aprendizado é esse? Será que devo me oferecer aquilo que ofereço aos meus pacientes? A misericórdia de uma medicação que amortece a dor, veiculada por alguma amorosidade ainda presente na minha prática profissional, uma ternura pela fragilidade da condição humana... Só que esse encanto para mim mesmo não funciona, não será adequado...

Ontem, ao sair para o jantar, estava até bem disposto, andando rápido, pensando como estava bem... Tropecei em um desnível da calçada e me estabaquei no chão, machucando um pouco o pulso esquerdo e o joelho direito, que foram os pontos que mais me sustentaram na queda. Lavei a mão no restaurante mas, como disse o Nick, a pior ferida é a moral. Foi como levar uma rasteira para me lembrar de que não posso ficar feliz. Bom, ainda assim saquê, boa comida e afeto afastaram os sentimentos mais sombrios e me diverti.

Hoje já são 23h28 e ouço agora o mantra de Guan Yin, Avalokiteshvara. Talvez a canção, talvez o tempo tenham amansado o lobo zangado, o lobo mau de que fala Pema Chödrön em *O salto*. Mas sei que a raiva está lá, dependendo da alimentação da tristeza. O silêncio do telefone piora as coisas. Sentir essa solidão da interlocução é foda. Mas, mesmo que eu tivesse ligado mais cedo para minha terapeuta, de que adiantaria? Quereria colo da mãe – *fui visitá-la hoje e continua piradinha, com RMN do cérebro que sugere início de demência* – travestida na terapeuta, quereria o beijo e o carinho da mulher que morreu?

Estou cansado e vou parar de escrever.

...

Acabei de ver *Comer, rezar, amar*. O filme é bonito, queria ser o Javier Bardem/ Felipe e encontrar o amor/felicidade de novo. Chorei umas duas vezes, uma devagar, uma soluçando. Saudade da nossa felicidade. Mas eu não sou escritor, né? Nem a história tem um final feliz. Marcia cuidava de mim, eu a deixava fazer isso e ela fazia porque tinha prazer e gostava de me amar também. A gente se amava e era gostoso e aconchegante, e também brincava junto. Era bom e bonito. E ela foi ficando cada vez mais bonita, embora nós dois estivéssemos um pouco gordinhos. Doença miserável. Ela foi bonita até o fim, porque sua alma brilhava. Mas o corpo foi devorado pelo câncer. Ai, que dor isso dá... Caralho, tá foda hoje. Tá doendo muito... Choro, no início caem gotas e agora só jorra. O computador vai molhar e vai queimar.

Só lamento.

Marcia, você disse que eu podia chorar depois que você morresse, mas sinto como se não pudesse, como se isso fosse te fazer mal. Mas, então, quando posso chorar? A pergunta é retórica, porque ontem e hoje já chorei para caralho. Então é isso? Trabalhar a semana inteira, ganhar uns dinheiros, poder pagar as contas, cuidar dos que sofrem, amenizar as dores do mundo e me foder na sexta, sábado e domingo? Caceta, cara, isso é uma foda mal dada. Maldade. Meu amor, espero que você possa estar lidando melhor com essa merda toda do que eu estou. Espero que você tenha mais ajuda que eu. Minha fantasia é que nesse além tem coisas mais além, um estar mais perto que aconchega, sua Vó Maria te cuida, quem sabe um amor de outra vida te consola. Eu não tenho esse tipo de ciúme, só inveja... Peço a todos os santos, orixás e bodisatvas que te cuidem. Minha linda, que saudade, que saudade. Prum monge, eu sou bem emotivo. Isso que dá ser um monge sem carteira.

03h15. Sono zero. Gin tônica para relaxar. Parece que dá uma sensação familiar. Não estou bebendo muito não. É o segundo copo, desde a meia-noite. E a tônica e o gelo diluem bem o gin.

Por outro lado, em minha defesa, digo que carrego esse luto desde o dia 30 de novembro de 2010, portanto há quase um ano. Que não aguento mais visitar minha mãe e ver a decadência psíquica de uma pessoa que já foi tão presente, pro bem e pro mal, em minha vida. Que perder as duas de uma vez só tá difícil. Que não posso sobrecarregar amigos e filhas com minha dor e minhas carências. Então, talvez a maluquice tenha que ficar restrita a estas páginas e a mim mesmo, como diz o *Hagakure*, amor nas fumaças da cremação, segredo na névoa-nada.

Mas só converso claramente tudo que sinto com as minhas terapeutas e, de forma um pouco diferente, com mais um amigo e minha cunhada Marlene. Nem sei se é análise, no sentido típico não é, é terapia do luto, feita de duas formas diferentes. Melhor dar linha pro tempo. "Tempo, tempo, tempo, tempo, és um senhor tão bonito..." A verdade agora é que eu queria chorar no colo de uma mulher ou no ombro de um amigo. Até ligaria para o Ricardo, mas ele tá em Muriaé, visitando a sogra nos sofrimentos do câncer. Doença de merda.

Era divertido viver e brincar junto com a Marcia, tínhamos nossos segredos compartilhados diante do mundo dos caretas e bem-comportados, conhecemos um outro mundo. Nunca precisamos de drogas nem de porres para fazer loucuras, nunca tivemos preconceitos, era sempre com a cara limpa que víamos a vida, assim era bem mais legal. Saudades disso também.

Talvez não possa divulgar este diário sem retirar partes que acho importantes, porque mostram liberdade na vida. Mas pode denegrir a memória da Marcia para algumas pessoas, e/ou afetar as pessoas que precisam de uma imagem santa de mim, apesar de eu deixar claro, para os que praticam comigo, que sexo com atenção plena e respeito pela ética da relação é necessário para a saúde. Mas parece ser preciso imaginar um asceta pra acreditar na prática. E o que não falta é asceta filha da puta, os escândalos com mestres e gurus estão aí mesmo. Mas isso é o que menos importa pros carolas e hipócritas.

Tá me dando sono. Marcia era minha testemunha na vida. Agora minhas terapeutas, meus amigos e amigas, minhas filhas estão sendo. E daí eu preciso dessas testemunhas, seja numa relação dita terapêutica, seja numa relação dita amorosa ou amistosa, acho que às vezes tudo se confunde, quando a pessoa que é a sua parceira na vida também é uma buscadora, alguém no Caminho e que também é psi. A falta dela é avassaladora, agora tenho que buscar tudo isso em várias pessoas...

...
São 10 da manhã de um domingo com sol e nebulosidade. O silêncio da manhã de domingo, tão imóvel que dá para ouvir um ruído de fundo – *mamãe telefona e os sinos do iPhone me despertam do momento poético* – *"o que você achou dos meus exames? Você já pegou meu passaporte? Mas o que estava pensando não vou fazer, porque não estou preparada para certas coisas, o tango não vou aguentar, a gente dá*

graças a Deus quem tem a cabeça preparada como você, mas estou me sentindo muito bem, me enrolei às 7 e meia e acordei às 6 e meia da manhã, sem remédio, só se tivesse uma necessidade, um lexotan, ela (a médica) me cobrou 600 reais, gostei dela, ela faz 3 coisas, psicanálise, psiquiatria e gerontologia, aí é como se fosse 200 cada coisa, a Bia está nesse caminho, e a Paula, está namorando? Que bom, às vezes dá um freio na consciência, é bom, está jogando para outro lado, ajudando a mãe, não tem cura, né, a gente tem que preparar a velhice, no auge da minha depressão quis mudar tudo, agora só preciso colocar grades, só vidro e cortinas é pouco, na verdade fizeram um puteiro aqui junto, esse vizinho, tráfico, mas cada um faz o que quer, e mais isso, aquilo, etc. ... O colesterol é que deu esse problema na cabeça... De qualquer maneira você traz meu passaporte, mas você vai viajar tranquilo, falando com a médica, quem está por aí? Ah, ninguém, você está arrumando as coisas, não é, mas se a gente não falar..."

Bem, nem foi tanto tempo, 13 minutos, mas 13 minutos podem ser horas, como um praticante de zazen sabe, e horas podem ser minutos, como alguém que perdeu seu amor sabe.

Voltou o silêncio cortado por um helicóptero. Um não, vários. Parece que esperaram dar 10 horas para começar a voar. Sirenes ao longe. A cidade despertou para valer. Caraca, esse corretor automático mais atrapalha que ajuda, porque não sabe português direito, ainda está aprendendo. Mas é orgulhoso, não aceita bem correções.

Vou tentar recuperar o fio da meada. Arrumei a cama, pus a mesa do café de domingo, fiz café de coador, coloquei os aromas na casa, sentei e comi calmamente, com a louça de domingo, refletindo sobre a passagem do tempo, praticando a observação do fluxo que chamo de eu. Mais uma noite de desespero se passou e estou vivo. Foi até legal ver o vídeo do *Comer, rezar, amar*. Tem mais dois aqui, *Tron* (o segundo) e *Príncipe da Pérsia*, mas não vou ver agora, quando terminar de escrever vou dar uma volta na Lagoa e pegar um sol. Ah, os helicópteros. No dia em que inventarem um sem som vai ser show. Dei uma entrevista pela net para a revista do metrô, falando sobre silêncio, será que carreguei meu dedal de água para jogar no incêndio? Orgulhoso de meu feito, publico para o mundo. Mas um pulso de energia que silenciasse as grandes máquinas não seria mal.

Claro que quero pegar um avião ou dois e chegar em 17 horas na Islândia, ver meu casal de filhos. Podia tudo ser mais silencioso, acho. Casa cheirosa e com certa arrumação, a não ser aqui no escritório, cheio de livros que fui trazendo da minha antiga sala de atendimento. A filosofia do filme, mesmo que meio autoajuda, sem demérito, porque trabalho no mesmo nicho com os malucos que me procuram – aí, isso não é politicamente correto, mas é assim que chamo todo mundo de quem gosto, – diz, em certo momento, que perder o equilíbrio amando é uma das formas de manter o equilíbrio na vida; gostei dessa maneira de dizer, ou pelo menos da maneira que entendi. Então meu desequilíbrio é bem bacana, me desequilibro no luto e assim mantenho o equilíbrio na vida. Medito, respiro, presto atenção e sobrevivo às intensidades das emoções que me atravessam. Gostaria de encontrar alguém como no filme. Isso é ser romântico, vejam só, terminou assim quem sacaneava as moças histéricas. É carma, sacanagem do Buda.

...

Alguém – acho que a vizinha espaçosa de voz poderosa e celular com sinal fraco, no prédio mais próximo – ligou já uma TV matinal, afe! Podia ser uma ópera, como outro dia alguém colocou, pelo menos mais emoção verdadeira, não essa coisa plástica que leva mais de 500 anos para biodegradar no ambiente mental. Penso que é pena que um capítulo tão esclarecedor de minhas características de personalidade, forma de existir e atuar, em todos os sentidos, não possa ficar claro e transparente, já que até eu tenho intimidade a preservar, com todo o meu exibicionismo e necessidade de compartilhar. No filme a Liz, personagem da Julia Roberts, que é a autora do livro, pega logo um carinha depois de se separar, e evidentemente não funciona bem. Já mais pro final ela quase se pega com um outro bonitinho que tinha acabado de conhecer em Bali, antes de conhecer verdadeiramente o brasileiro – aliás que lindo ver a música brasileira que acho linda no filme, *é melhor ser alegre que ser triste*,... na voz sensual e meiga da Bebel Gilberto, – e aí começa a rir quando ele tira a roupa na praia e fica nu. Ele pergunta por que e ela, rindo, fala que o pegou há 15 anos atrás e de novo há seis meses e que já deu. Bem bacana.

Pois é, o futuro a Deus pertence, mas o presente pertence a nós. E aqui e agora posso estar presente na minha vida e fazer escolhas, e escolho estar à vontade comigo e verdadeiro na minha relação com o mundo – o mundo são as relações. Verdadeiro não quer dizer que sei ou sou a Verdade, apenas que me assemelho no discurso, na ação e nos cursos de afetos e pensamentos. Parece uma paisagem de cores harmônicas, mesmo quando aparentemente não combinam. E vou vivendo.
Oba. São oito páginas. Vou deixar as gravações das conversas com a Marcia e das minhas falas no zendô, para a pessoa que vai transcrever nesta semana. Os projetos vão tomando forma.
...
Uma da manhã. Já é segunda e daqui a pouco trabalho. Minha sogra ligou duas vezes hoje. Falou como está difícil acreditar que a Marcia morreu. É mesmo.
Dediquei estes dois dias a lidar com os afetos como surgiam. Doeu, mas sobrevivi. É um exercício. Temi estar ficando sem nada para fazer, devia ter arrumado coisas, ao invés de ver filmes. Mas senti o que veio e concluí que, de vez em quando, tenho que dar esse tempo para o que vem.

"Nada a temer senão o correr da luta
Nada a fazer senão esquecer o medo
Abrir o peito a força, numa procura
Fugir às armadilhas da mata escura"

Tudo bem. Como Nietzsche, o que não me mata me fortalece. Tenho esses momentos samurai e outros momentos, covarde e frágil. E assim vou, contradição ambulante.

Momentos no fluxo da vida em 09/11/2011

Querida Dani:
Não estou em um momento muito propício para conversas. Pouca paciência, surtado talvez, embora não me considere esquizofrênico, no máximo com um transtorno de personalidade narcísico longamente tratado, embora incurável. Por isso escrevo e peço que

você, que não está surtada, acolha este texto com a paciência que lhe é peculiar.

Tenho recebido muitas mensagens de apoio e compartilhamento de experiências boas e dolorosas neste momento tão duro da minha vida. Muita coisa que era superficial foi e está se dissolvendo, as relações estão fluindo diferentes, os momentos estão mais presentes. O luto é um jeito de estar no mundo muito especial, uma oportunidade de viver plenamente o presente. Por um lado, estou mais recluso dentro do fluxo, por outro estou mais sensível e receptivo. Mas estou resolvendo e administrando minha parte neste latifúndio, apesar de algumas pessoas estarem órfãs de um Alcio que assumia as responsabilidades dos outros, muitas vezes para evitar aborrecimentos ou conflitos, outras porque era de seu próprio interesse que aquilo se resolvesse rapidamente. Pouca coisa me aborrece agora, e procuro fazer o que não se opõe ao fluxo, pelo menos como o percebo.

Também estou com baixa tolerância às demandas externas, reconheço.

Triste estou, mas a vida segue. Saudades de um tempo onde Marcia estava ao meu lado e me ajudava muito mesmo, em todos os sentidos.

Portanto, o que tenho feito desde a morte dela é tentar simplificar minha vida, o que provavelmente complica a das pessoas que estão à minha volta, simplesmente porque deixei de assumir várias coisas que assumia antes, por falta de vontade e de coragem de confrontar situações onde demandas dirigidas a mim seriam frustradas. Houve um tempo em que tentei deixar tudo fluir tranquilo para todos. Mas o caminho do bodisatva não é ser bonzinho nem passivo. É ser generoso, disciplinado, determinado. E assim deixar que cada ser assuma suas responsabilidades no mundo; até mesmo os deficientes têm suas potências, quanto mais os normais.

Claro que a realidade que cada um percebe é particular, e nesses mundos privados tendemos sempre a nos considerarmos cheios de razão, não me coloco fora desse funcionamento, embora procure trabalhar com disciplina e equanimidade. Daí vêm conversas, rodas, negociações.

Só que estou de luto, e acho que até estou conseguindo funcionar, apesar de terem decorrido só dois meses da perda da mulher que eu amava e da virada de pernas para o ar do meu projeto de vida. Hoje tento dar conta dos finalmentes do INCA e do HFL, não vendo a hora de essas tarefas desaparecerem. Apenas um forte senso de compromisso me empurra para frente nesses trabalhos, e nem sei como aguento, às vezes. Mas vai acabar em dezembro, ufa!

Quanto ao resto, portanto, não estou disponível para resolver nada nem para mais conversas, tinha a impressão de que isto teria ficado claro. Deixei a sanga, administrativamente, por conta do Conselho do qual faço parte e de cujas reuniões no ano que vem participarei. Neste, estou fora, mantendo, como disse, meu compromisso como orientador espiritual até a entrada no recesso. ...

Conto com sua compreensão, um beijo
Alcio

Diários do Itororó 1

13.11.2011

Apesar de já ter escrito muitas vezes aqui, cada vez invento o nome que tem a ver com o momento.

Fim da manhã. Friozinho. Leio, viajo, estou com a sanga em Rajagriha, no Itororó... Silêncio enfeitado com as marolas dos pássaros.

Percebendo a fluidez e a delicadeza frágil dos agregados, vivo. Tudo é muito suave, tranquilo. Asas de beija-flor colorem com seu som este brilho momentâneo da vida na forma da consciência que se manifesta Alcio.

Tardinha

Wu wei. Não ação ativa. Ficar aqui respirando, como Romeu (meu avatar no Facebook) e Naomi. Ouvindo os sons da mata, cada hora o seu despertar. Nada a fazer, nada a alcançar. Só ser.

Compartilho este instante com a eternidade deste momento. Sentados em zazen, só somos a respiração da vida, indo e vindo.

Nossas cinzas testemunharão nossa impermanência, mas esse brilho momentâneo é como o tremeluzir da luz refletida pelas mil faces do diamante. Brilho fugaz e junção de todos os brilhos.

O calor do Romeu aquece minha mão, que escreve próxima do "corpinho" dele. À distância, fogos recordam nossa humanidade. Grilos, sapos, rios e ventos recitam o sutra da vida e da morte. O beija-flor solar se torna o morcego lunar.
Tudo flui e eu existo momentaneamente. Neste momento tudo se manifesta eternamente.
Saudades mais quietas da Marcia. Será por estar aqui? Diferente do fim de semana passado. Aqui é tranquilo. Romeu miou. Naomi ronca.
A experiência da morte da Marcia tem sido o determinante de uma metamorfose. Algo que já se desenhava, muito catalisado pela nossa relação, mas acelerado pelo processo de morrer dela. Fomos juntos até onde pudemos, depois ela seguiu o caminho que só ela podia trilhar. E a minha função de guardião do portal ficou mais clara. Não no sentido de um guarda, porque é uma porta sem porta. Mas no sentido de um facilitador, um guia para um lugar que desconheço...

14/11/2011
De tarde
Meio como Moisés, leva o povo até a entrada mas não pode entrar. Não posso pelo meu voto, acho que existem vários tipos de bodisatva, meu melhor aparece nessa caminhada para o fim.
Daí meu amor pela vida plena. Tudo incluído. Amor, sexo, raiva, parceria, prática nisso tudo, todos os *samskâra* e *vedâna*. Uma prática que realmente não é fácil, tudo incluir, saber dos seus limites de competência e tolerância, saber se segurar no hara para não ser arrastado pela fissura que o desfrutar da vida traz, não se perder na multidão de imagens produzidas no inconsciente.
Poder viver na borda do Mistério, entregando-se a Ele e sabendo que não vai saber o que é, apenas deixá-Lo se manifestar e deixar o perfume na sua existência de aparição.
Música e cor, dança e sabor, fluxo e refluxo, nascer do desejo, adoecer e morrer pela exaustão do carma, determinado a cumprir seu voto de chama instável e fulgurante, sem se prender à nostalgia da substancialidade e eternidade da forma.

Krishna Das sai da tela enquanto escrevo. Bela música incidental... Om Narayani Um Yiô. Não sei se é assim que se escreve, mas escuto assim.

Manual da dor 2 – transcrição de 16/11/2011, 02h05 em 21/11/2011, 23h52

Há cinco minutos atrás, tive um *insight* na privada, como Martinho Lutero. O real me chegou na morte da Marcia. Desorganizou minhas defesas mais patológicas *(ou todas, inclusive as funcionais? Sei não... Mas funciono ainda, por isso esse comentário)*, permitindo que um funcionamento aparentemente mais caótico surgisse.

Agora sinto tudo, instantaneamente. Cada coisa vem e vai, num ritmo incessante, se bem que em geral tranquilo. Às vezes vivo isso como se fosse contraditório, mas na verdade é um estar à vontade com o que estou sendo em cada instante.

Isso é possibilitado por um silêncio respeitoso que habita o meu centro e me permite me deixar fluir.

Primeiro veio a sensação do caos, da simultaneidade. Depois a construção cognitiva sobre isso tudo.

...

É uma loucura escrever sobre querer encontrar outra mulher uma hora depois de chorar ao ler o diário da minha querida Marcia. Por outro lado, pudemos ela e eu aprender essa espontaneidade um com o outro. *Perdão, Marcia, parece que estou traindo você ao me interessar por outra mulher. A verdade é que, enquanto você viveu, nenhuma outra mulher me interessou enquanto relação de intimidade e parceria... Mas de qualquer jeito é a primeira vez que alguém me interessa, desde que ficamos juntos. E, apesar de saber que é maluquice, tenho vergonha de você e da sensação de você me ver, antigamente, com você viva, a visão de você me vendo desejar outra pessoa nos faria ficar estimulados, fazer o quê...*

E realmente a Marcia me ajudava a dar um contorno. Hoje, minhas terapias, minhas filhas, meus amigos, a sanga, meus pacientes, a ioga, o shiatsu, o spinning, o Itororó e os animais de estimação fazem isso.

De certa maneira, foi um ganho, porque percebo que meu contorno é o mundo que me cerca e com o qual estou em relação cada vez mais íntima.

Por outro lado, acho que uma relação amorosa de encontro verdadeiro, pleno e feliz (no sentido spinoziano) permite uma parceria para enfrentar a angústia da condição humana. Encarar a fragilidade, a vulnerabilidade, a dependência e a carência de frente, de mãos dadas.

Segurar a mão da Marcia até o final foi minha vez de dar contorno para ela com mais força, embora na nossa relação um fizesse isso para o outro com amor. Esse dar contorno nessa hora foi muitíssimo intenso e difícil, a coisa mais difícil por que já passei na vida. No sábado, a imagem da morte da Marcinha me veio clara e nítida durante a meditação, e foi horrível. Vi o ritmo, o som da agonia, a boca aberta, os olhos virados, a lenta e inexorável caminhada para o fim, a diminuição do ritmo respiratório, até uma parada tranquila e serena do sopro e do coração. Fechei seus olhos, beijei-a, chorei, recitei mais um pouco o que estava recitando, gemi baixo e me senti rasgado como um tecido que é rompido sem dó por uma força inelutável. Por que essa imagem voltou no sábado? Não sei.

Percebo que não escrevi no fim de semana, porque não queria escrever o que acabei escrevendo. Foi um fim de semana razoável, mas muito triste. Não gosto de dizer que estou mal, porque acho que não é nada para ser classificado como mal ou bem. É só tristeza e desalento, uma visão melancólica da vida, apesar dos projetos e relações. Mas sou muito humano, mesmo que goste de me achar um monge lutador moderno.

16/11/2011 – 09h10
No consultório – paciente desmarcou.

Não escrevi mais cedo que me senti um pouco culpado, no fim de semana, por não estar mal, chorando o tempo todo. Como se tivesse que sofrer mais. Não que eu não sofra, mas ficar bem parece injusto, sei lá. Ela morreu, sofreu, eu sobrevivi e vou em frente, minha vida até ficou mais arrumada, graças a ela.

Também às vezes acho que podia ter salvo ela, se tivéssemos ido para algum lugar mágico onde houvesse cura.

Vivo atualmente mais em um equilíbrio neutro, sem tesão algum, nem por mulher, nem por homem, não há qualquer fantasia.

(*Talvez Y tenha razão quando fala do investimento libidinal na escrita e nos projetos, porque no fim de semana não escrevi e voltei a sentir excitação*)

Como praticante, vivo em constante zazen no centro. E aí o caos não me assusta, é só a correnteza dos sons do mundo. Mas conviver não é fácil, às vezes, a partir desse lugar. É o lugar onde se dá o Sutra do Coração.

17.11.2011 – 00h27
Fiquei muito triste agora à noite, pós-zazen (quarta à noite), quando voltei para casa para jantar sozinho. Tomei vinho, vi TV e vim para a cama, com um enorme vazio tristonho nas costas e no peito.
Cara, quando penso que melhorou, dói de novo.
Cochilo.
Tem sido muito duro à noite aqui em casa.
Lembrar de avisar que o luto não é brincadeira não.

19.11.2011 – 22h55
Hoje fui assistir à ópera Satyagraha ("força da verdade", em sânscrito), no cinema Leblon 2 com a Paula, transmissão ao vivo do Met Opera NY. Foi lindo. *A questão do dever, da disciplina e da tarefa de cada um é expressa lindamente no Bhagavad-Gita. Acho maravilhoso, apesar de difícil.* E o Philip Glass no palco, no final, foi emocionante.
Estou com sono.
Muita coisa rolou nesta semana, não concretamente, mas nas minhas vivências, zzzzzz....

22/11/2011 – 00h54 (tempo real)
Sonhei sonhos com algum incômodo no finde, mas ainda sem clareza. Tokuda, Valéria, filas, livraria, encontro com mulher que queria transar mas eu não, usava o tratamento de câncer dela como desculpa, ela dizia que o médico não proibiu... Antes, um ou dois dias, me vi em sonho transando com uma mulher meio que num *playground*...

Diários impertinentes 1 – Autorização para viver

Rio, 24/11/2011 – 23h22
Pois é. Cá estou eu novamente escrevendo. Trata-se de um tipo de masturbação, acho eu, já que é um prazer solitário em que sempre se imagina um parceiro, neste caso um(a) leitor(a). Solitário e imaginário rimam, vivemos em nossas imaginações supondo perceber a realidade. Mas quando o Real nos tromba, aí sim vemos a diferença entre Imaginário e Real. E entendo talvez o que Lacan quis dizer quanto ao Real não ser dizível ou cognoscível, nesse aspecto compartilhando as características do Absoluto. Tudo pode ser simbolizável, mas aí é nossa função humana de dar nomes às coisas, supondo então que as conhecemos, quando apenas as batizamos. Belas histórias construímos, e tudo bem, nossa função é contar histórias, algumas com nomes maiúsculos, e aí as chamamos de pessoas, e outras minúsculos, e chamamos de fatos e suposições.

Desejo me sentir solto e livre no espaço aberto do tempo. Arrumar uma linda mulher carente de sol e luz, dançar, namorar, brincar de novo. Já paguei meu pedágio de dor, embora essa estrada continue com tráfego, mesmo que reduzido. Visitas esporádicas, dor sentida, nova caminhada. E aí voltar para minha vida, seja o que Deus quiser. Se Y estiver nela como mulher, amiga ou amante, maravilhoso. Se não, alguém um dia estará. Ou não, e aí pelo menos terei lembranças maravilhosas de meus dias de felicidade com um amor verdadeiro.

Estas páginas vão ter que entrar no livro, obviamente com adaptações para não chocar o público que idealizará nossas cenas, mas são importantes para ajudar as pessoas a refletirem e se autorizarem a continuar vivendo. Acho que é útil ver como rola um luto.
Bj.

Manual da dor 3 – transcrição em 26/11/2011, no Itororó, +– 20h00

Entrada de 24.11.2011, 00h43, Rio de Janeiro
84 dias da morte da Marcinha. Hoje de manhã chorei um pouco ao ver o último filme...

Saudade. Solidão.

Não estou mal. Não estou bem. Estou eu. Um bom psiquiatra, um monge razoável. Um pai amoroso. Um viúvo saudoso. Um homem muito carente. Queria dormir abraçado com uma mulher hoje, *sentir um cheirinho gostoso, sentir uma pele macia, um corpo que se aconchega no meu...*Não queria sexo. Só dormir abraçadinho. Faz falta uma parceira na vida. Não vou morrer sem a Marcia, mas ficaria bem melhor tendo uma mulher para beijar e abraçar.

Algumas coisas para lembrar de escrever a respeito:
* desgraças do SUS – histórias de terror – Z, mais o paciente do Dr. A, F, corrupção, falta de cuidado pelo Estado etc. Nada a ver com partidarismo ou politicagem.
* sonho com Tokuda e lagartas – interpretação junto com essa questão da iniciação – minha paciência... *(aqui dormi, mas depois em um* kusen *retomei a questão que ficou mais clara para mim em zazen, a relação entre lagarta e borboleta, o cumprir sua função, cada uma em seu próprio mundo...)*

Entrada de 24.11.2011 – 07h32

A transformação, a falta de sentido essencial e a possibilidade de construção de sentido na vida, a duração da borboleta e da flor, nossos momentos de fumaça/miragem, o absoluto e o relativo, o relativo como forma de manifestação do absoluto consciente de si mesmo nessa forma transitória de consciência. A morte não como entrada no Absoluto, mas em um outro Relativo, menos sólido, até a dissolução final no Mistério.

Bodisatvas medrosos da dissolução? Apegados que arrumaram uma forma de transcender o apego. Algo me diz que bordejo algo importante.

Será que ao nascermos, por força desse apego, desse desejo de vida consciente que busca ajudar os viventes, não estamos buscando aprender exatamente a lição que o adoecimento, o envelhecimento e a morte nos trazem? Não será esse exatamente o objetivo da vida humana? Um viver para a morte pleno de alegria e tristeza, dor e prazer, aprender a viver isso livres, como lagartas, borboletas e flores? O ego é uma armadilha. É nosso instrumento de manifestação no relativo, mas apaixona-se por si mesmo e suas qualidades, seus medos, seu paraíso e seus infernos.

As lagartas do meu sonho e do Itororó me dizem algo. Na madeira do deck, nas árvores, nas folhas comidas, na maçaneta do meu chalé. Vida que flui. Às vezes uma cadeira vira no vento e vão-se lagartas para o outro lado... Ah, esse vento! E aí buscamos explicações e motivos para o ventar do vento, para a queda da cadeira, para a interrupção precoce(?) do fluir da lagarta. Mas como sabemos da duração de uma lagarta? Quando nos dão expectativas de vida, de que vida falam, de qual tipo de vida falam? De quem são as expectativas? Melhor buscar o melhor tratamento possível e cuidar do que é a sua tarefa. O resto, deixar ao vento...

Interpolação de trechos de outros escritos:
Diários impertinentes 2 – Autorização para viver

Agora mesmo, no Itororó, 21h25
Tive um papo legal com a Paulinha a partir do livro do David Servan-Schreiber, *Podemos dizer adeus mais de uma vez*, em capítulo que falava de sua relação com as mulheres.

Fiquei pensando na minha relação com o feminino, a partir de meus sonhos. Acho que sempre busquei a mulher como esse contorno para as minhas intensidades afetivas, cognitivas, sexuais. Marcia foi a mulher da minha vida, que consegui respeitar verdadeiramente, ficar amigo mesmo, brincar junto, ficar à vontade e me sentir amado, cuidado, respeitado, admirado, e vice-versa. E aí acho que entrou a coisa de um ser o contorno do outro mesmo.

Lembrei que sempre dizia para ela que não tinha ciúme dela nem me preocupava com seu caminhar próprio na vida; ao contrário, isso me dava alegria e até orgulho. A única coisa que temia era o desamparo, o desespero pela sua ausência, embora temesse o desamor e negasse a possibilidade da morte. Tinha tanto medo disso... E aí justamente vem a vida e me mostra que nossos medos eventualmente vêm ao nosso encontro. E podemos optar por enfrentá-los ou não.

O meu maior medo virou realidade. E esse desamparo, que sempre foi meu fantasma na vida, me tomou e me embalou na sua qualidade total.

27/11/2011 às 03h13
Aqui eu posso chorar e soluçar em voz alta e desespero *real time*. Ninguém me ouve, a Paula está noutro chalé, mais longe um pouco. A Naomi dorme embaixo, perto da lareira.
O desamparo não me assusta mais. Sei o que é. Meu pai e meu irmão mortos, minha mãe adentrando a demência, minha amada se foi, atravessou para a outra margem. Eu me cuido e me desespero, o momento passa e vou me conformando com o inelutável que não aceito. Cara, como que você foi morrer, como...? Que coisa mais horrível, além de tudo seu corpo lindo se acabou em vida. Ficou um radioso sorriso de quem realmente se libertou. Diz a Bia (Ferraz) que eu consegui te dar força para você não se prender e ir em paz. Mas eu choro agora de tristeza, dor, desgraça de vida, inferno, por que tem que ser assim, sei que é babaca perguntar, mas a gente vira babaca nessa hora, frágil que sou, vulnerável, saudoso, com muita saudade, muita saudade, meu amor... aaaaaaahhhhhhhrrrrrrr porra, Marcia, que merda, que merda, que merda, que merda!
Vi *A partida*, com a Paulinha, me emocionei, mas estava mais leve... Mas peguei o celular que funciona aqui para gravar um vídeo e vi que havia filmes antigos. Olhei por alto, mas vi você rindo, brincando, feliz, me olhando com seu jeito maroto... Não dá, não dá... Cara, o que é viver nessa hora, o quê que é isso, meu peito arrebenta e estou muito triste, triste, o mundo tal como conheci acabou. Tá bom, renasço a cada momento. Mas o morrer a cada momento tá difícil. A Naomi ronca pra caralho lá embaixo.
Cuido de mim e de muita gente. Tudo bem, não me custa tanto agora. Nada mais tá me custando muito. O meu tesouro mais precioso se foi, que mais podem me tirar? Minhas filhas, com certeza, meus tesouros também, mas prefiro acreditar, imbecil que não aprende, que vou morrer antes delas. Pelo menos isso.
Cara, não quero mais ter outro amor... Só tive um amor maduro não narcísico nesta vida, valeu, não sei se tenho coragem de me expor ao risco da perda de novo. Não aguento mais essa ideia.
Mas uma coisa aprendi: o seu maior medo um dia aparece na sua frente. E você tem que olhar de frente, não adianta correr. Que bom que a minha mulher, tão mais corajosa que eu, pôde ser frágil

no final, precisar de mim e usar minha força para atravessar o portal. Lindo isso. Me dá coragem de um dia fazer o mesmo, contando com uma parteira do outro lado. Quem sabe você. Até logo meu amor. Se outra mulher estiver na minha vida um dia e ler isto, espero que entenda. Posso vir a amar outra mulher, porque amei a Marcia e ela me amou, me aceitou, me apoiou, esteve lado a lado no Caminho comigo enquanto viva. Só morreu, o que foi uma sacanagem, mas sei que queria viver, não foi de propósito. Marcia vai ser sempre meu amor, mesmo que outro amor possa surgir. A gente não deixa de amar quem morre. Porra, vou acabar com a porra do papel higiênico. Agora trouxe para perto do computador, na mesa que é meu escritório aqui. Pelo menos assim não dou outra porrada no joelho ao passar pela mesa de canto.

O incenso de sândalo manda a fumaça pro alto perto do retrato sorridente da minha mulher querida. Cara, vou te falar, é preciso chorar assim às vezes, não muitas vezes, mas quantas forem necessárias. Deixa fluir a dor. Deixa fluir. Pode parecer raiva às vezes, revolta, mas acho que é mais um mix de saudade, desamparo, sentir-se perdido, saber-se só, dono do seu nariz e responsável por alguns outros narizes. Poderia ter raiva, mas me parece mais que estou perplexo diante de uma realidade que ultrapassa minha competência de resolutividade. Não há solução possível para esse quebra-cabeça, a não ser a aceitação. Puta que o pariu. Estou me sentindo um garoto perdido numa terra estranha, sem falar a língua. A diferença para outros momentos é que sei que, mesmo os que acham que sabem onde estão e supõem falar a língua, estão apenas numa zona de ilusão confortável, necessária, mas totalmente instável. Portanto sei que não há solução em ninguém para mim. Eu tenho que me sustentar, sabendo que danço nas nuvens, numa queda livre que não tem fim. Às vezes podemos nos dar as mãos e cair juntos, como eu e Marcia. Mas ela seguiu por um portal especial, eu fiquei por aqui e continuo na merda.

Estranho, passarinho esta hora é esquisito. Pode ser um sapinho ou algum inseto. A vida segue. É só mais alguém com dor.

Das mulheres sempre achei que existiam as pirocudas, tipo minha mãe, cuja frase é "eu dou conta e sei o melhor sempre", e as dependentes, tipo filha eterna, "não dou conta e você tem que me ajudar". Nunca fui machão, mas seduzia pela gentileza, disponibilidade, carinho. Quando me cansava do papel de tutor, acabava traindo.

27/11/11 às 17h45
Claro que com minha ética muito pessoal, achava que não era traição mas, pelo contrato que a pessoa tinha comigo, para ela certamente era.

Só com a Marcia tudo isso foi diferente, porque tivemos uma relação clara, aberta, simétrica e transparente, e pudemos respeitar nosso contrato. Olho para a foto dela, me lembro daquele rostinho lindo. Que mulher maravilhosa ela era! Enfim, como é o feminino para mim agora. Pessoa como eu, caminhando na vida, buscando construir um sentido em meio ao caos. O feminino para mim inclui ser cuidada com carinho, saber ser acolhedora, poder fazer essa parceria, não ser mesquinha, prezar os silêncios ricos, gostar da brincadeira sexual e da troca de carinho físico, mental e espiritual.

Minhas filhas são mulheres e espero que um dia possam desfrutar da maturidade em potencial que possuem. Gostaria que tivessem um caminho espiritual mais definido, mas cada coisa no seu tempo. Espero que possam construir relações amorosas que as alimentem e que possam alimentar, experimentando o que eu pude experimentar com a Marcia.

Clarões numa tarde chuvosa (15/12/2011)
Resolvi escrever para não esquecer algo que me veio enquanto praticava zazen ontem; dormi e acordei, e estou entrando no elevador daqui do consultório para voltar pro trabalho da tarde.

O amor acontece quando o darma corporificado numa singularidade humana se vê no olhar do outro, numa sequência de espelhos em que as pequenas diferenças manifestas em cada singularidade podem espetar, porém possibilitam a experiência em si dessa singularidade do outro e de si mesmo.

É de uma beleza ímpar perceber o precioso nascimento humano como a forma que o darma manifesta a si mesmo, de maneira a que possa deixar fluir a poderosa energia que chamamos de amor. Quando ocorre a separação, essa energia é vivida como dor. Mas é a mesma energia com sinais opostos e intensidades simétricas. Assim, a morte da Marcia significa que o corpo do darma nela manifesto se dissolveu, mas a experiência desse si-mesmo, natureza búdica em forma de Marcia, apenas se acrescentou à *alaya-vijnana*. E esse acontecer do amor se repetirá em mim para sempre, graças à dádiva generosa da vida dela, que através da morte fez romper a casca de imaginação que me separava da vida. Agora estou aqui e sou.

Capítulo XVII

Depoimentos

https://www.facebook.com/profile.php?id=100000871519466
Marcia Costa

18/12/2011 na página da Marcia no Facebook

Depois de sua despedida física, percebi que evolui substituindo a massa corpórea por uma massa de dor. Por algum tempo esta dor foi bem-vinda, já que ocupava o espaço ausente do seu corpo. Depois de algum tempo, comecei a perceber que não era uma boa troca: não a representava bem. Desde quando *https://www.facebook. com/marcia.meirelles1* significava dor? Estava sendo uma sacanagem contigo e comigo também. Decidi deletar as lembranças dolorosas e deixar fluir tudo o que vinha acompanhado do seu sorriso, do seu olhar doce e acolhedor. Desde então, tenho experimentado a sua presença de forma leve, sutil e generosa, companheira. Desculpe-me por quanto a fiz sofrer, aí do outro lado, com a minha dor egoísta. Assim que deve ser: você comigo para sempre, sem me ferir, sem lhe ferir. Juntas para sempre...
https://www.facebook.com/marcia.meirelles1/posts/1715713029467

Depoimento para este livro

Em 03 de novembro de 2010, minha irmã foi submetida a uma cirurgia na qual foi descoberto um adenocarcinoma de jejuno. Naquela noite, num momento de crise, liguei pra minha analista. A partir de então, minhas sessões giravam em torno do tema câncer: o significado deste diagnóstico – uma sentença de morte ou apenas uma doença a ser tratada. Como médica, tentava abordar as questões por todos os lados, tentando ser o mais técnica possível, até porque eu precisava disso, e lhe falava coisas como "câncer não é uma doença única, que dependia do órgão afetado, do estágio e do próprio organismo"; mas também falava do medo, da perda, das consequências na família e em mim.

Conforme passavam os dias, comecei a perceber que a minha analista parecia estar cada vez mais familiarizada com termos mais específicos como "marcadores tumorais", por exemplo. Também percebi uma mudança discreta de postura, de meramente ouvinte para um tom um pouco mais curioso sobre o tema câncer, tratamento e prognósticos. Achei que provavelmente ela devesse ter passado por isso com alguém da família.

Até que, no início de dezembro, numa sessão em que ela estava bastante abatida, ela me contou sobre o seu diagnóstico. Sobre como fora descoberto dias depois do diagnóstico na minha irmã e o que estava programado. Tomei um susto! Mas tentei reagir da forma mais *light* possível, com "cara de tudo bem", repetindo a ladainha de que "câncer não é uma doença única, que dependia do órgão afetado, do estágio e do próprio organismo", enquanto pensava "*puta que o pariu*!!! Câncer de pâncreas é muito *filho da puta*!!!! *Fodeu*!!!"

Após 14 anos de psicanálise, a relação naturalmente deixou de ser meramente profissional. A minha vida mudou muito e ela conheceu os detalhes, assim como também mudou a dela e eu percebi as nuances, assim como soube de algumas situações através de conhecidos comuns. É impossível uma pessoa progredir na psicanálise sem se tornar sensível ao próprio analista, assim como é impossível que este consiga se manter incógnito para sempre. Mas sempre procuramos respeitar a distância que devíamos manter a fim de preservar o objetivo a que nos prestávamos.

Quando ela me contou o seu diagnóstico, pensei: "acabou com a minha análise!" Mas continuamos e percebemos que as relações correram em paralelo: uma relação analista-analisando e outra Marcia Meirelles-Marcia Costa. Na verdade, não só correram em paralelo, como a segunda relação pôde tomar forma.

Em março pude ir ao Rio e levar a Érica, com 1 ano e 8 meses, para ela conhecer. Apesar dos efeitos da quimio, ela estava muito bem disposta e feliz. Lembro que, em novembro de 2008, quando liguei para ela para contar que o meu B-HCG estava positivo, ela me disse que recebia a notícia com lágrimas nos olhos. Foi quando eu percebi que eu não era apenas uma paciente comum para ela.

Uma observação: desde 2001, quando saí do Rio, as nossas sessões de análise passaram a ser por telefone e depois Skype. Funcionava, pois a relação de transferência estava feita.

No final de junho ela mostrava-se animada com os resultados da quimioterapia e com a viagem que planejava para julho. Julho chegou, ela entrou em férias e, quando eu achava que ela estava indo para a Islândia, na verdade a viagem era outra. No final de julho, a minha cocker spaniel Mila ficou doente, com insuficiência renal crônica, ficou internada uma semana, melhorou, compensou e eu estava ansiosa para contar-lhe, pois a Mila quase sempre participava das sessões sentada em meu colo.

Só que, na primeira semana de agosto, o Alcio ligou, contando que não haveria mais volta das férias. Como médica entendi tudo e, depois que desliguei, chorei, chorei tudo o que não havia chorado em todos esses meses. Ao mesmo tempo, depois de já ter visto tanta gente morrer, sabia que, considerando que deixar de morrer não era escolha, ela estava tendo a "morte perfeita": acolhida pelas pessoas que ela amava e com o suporte necessário para minimizar a dor física.

O "problema da aceitação da morte" no contrato com Deus é que "está escrito nas letrinhas miúdas que a gente não lê". Assina o contrato para vir à vida e, "consequentemente, aceita a morte". Mas não é bem assim... ninguém aceita a morte. Finge que aceita e espera que ela venha sem avisar, para ser mais fácil cumprir o contrato.

Eu me dividia entre um racional feliz com a "morte perfeita" do ponto de vista médico e humano e um emocional desesperado pela perda da pessoa em quem eu mais confiava. Uma pessoa que eu amava, sem a exigência do conhecer no sentido saber dos hábitos e da história. Uma pessoa que eu amava pela pessoa que era em sua essência. O pensamento que me machucava era o "deixar de existir". Marcia Meirelles não existiria mais. O conflito na minha cabeça ficou pior, pois, partindo das premissas de que morrer era contrato a ser cumprido e que o contexto da morte era melhor do que muitas mortes que eu já vira, a minha dor era puro egoísmo: eu sofria por mim e não por ela (?). Daí me lembrei que ela me dizia que "eu podia chorar", "eu podia sentir raiva", "eu podia ser egoísta". Deixei-me chorar. Com os telefonemas seguintes, percebi que a situação evoluía rapidamente. A partir de então, decidi fazer tudo o que eu tivesse vontade e pudesse para dar a ela o melhor ao meu alcance. Eu não queria me arrepender de ter deixado de fazer qualquer coisa.

Na quarta-feira, 17 de agosto, mandei minha secretária desmarcar o consultório e viajei pro Rio. Na quinta-feira de manhã fui visitá-la e levei a Érica. A Érica deu um beijo nela e ela disse que "iria guardar aquele beijo" e eu guardei aquela cena.

Em princípio, aquela seria a minha única e última visita. Passei a sexta-feira sozinha em casa com a minha filha, sem poder sair, sem carro. Eu não queria ser um inconveniente para a família mas, como eu havia me prometido que não me arrependeria de fazer ou de tentar fazer o que eu sentisse vontade, mandei mensagem ao Alcio, perguntando se poderia visitá-la novamente. Como a resposta foi positiva, voltei no sábado, no domingo e na segunda-feira. Até que parti na terça-feira. Quando fui no sábado, eu não esperava ficar o dia todo, mas havia espaço e eu tomei esse espaço. Tomei todo o espaço que pude. Talvez roubando um pouco da família... mas era minha última chance de poder conversar com ela, de estar com ela. Era muito importante para mim.

Naqueles dias tive um curso intensivo de Marcia Meirelles e sua história de vida e vi que não fazia a menor diferença conhecer a sua história, não mudava quem era ela. Às vezes a gente conhece as histórias das pessoas e não conhece as pessoas; com a Marcia era o contrário. E sua história somente confirmava suas qualidades. As pessoas que a cercavam mostravam isso.

Conversamos bastante. Eu ficava surpresa quando ela perguntava sobre a Mila, minha cachorrinha com insuficiência renal crônica. Marcia Meirelles, naquele momento, se importava com o que eu me importava. Senti o seu amor por mim.

Eu não deixei nada por dizer. E tentei lhe passar o máximo de segurança e tranquilidade que pude, pois interpretava que "aquela resistência ao novo" que ela repetia era na verdade medo da hora da morte, uma expectativa do tamanho de um monstro. No último dia lhe entreguei uma carta que tentava reduzir a expectativa e acalmá--la. Espero ter ajudado.

Sei que fiz diferença quanto ao conforto que ela teve nos últimos dias, mas sei que não fiz nada demais. Aliás envergonho-me, como médica, por ter feito o que os seus médicos assistentes paliativistas deveriam ter feito. Eles agiram como técnicos, seguiram protocolos e se esqueceram de ver a pessoa. O que fiz por ela, eu teria feito por qualquer paciente meu, por isso não me sinto no direito de receber os agradecimentos, pois não fiz especialmente para ela. Aliás, já pedi desculpas a ela por não ter feito mais, pois não podia invadir a conduta de seus médicos e criar um conflito na relação médico--paciente, que provavelmente traria danos a ela. Percebi esses danos na visita do Dr. Z, quando este apresentou-se seco e indiferente, somente "amaciando" ao descobrir que a Marcia era prima de um amigo seu. A esse Dr. Z, contrariada, pedi "desculpas" pela minha "invasão", para evitar que ele descontasse sua raiva sobre a Marcia. Com certeza, se a Marcia não fosse parente de um amigo seu, ele não seria nada gentil. Enfim, não mereço agradecimento algum. Tive que fazer uma escolha: invadir a conduta médica e tentar minimizar o sofrimento ou preservar a relação médico-paciente e deixar o clima correr sem estresse. Escolhi a segunda e nunca vou saber se escolhi corretamente.

Enfim, minha irmã está considerada curada do câncer, embora o diagnóstico de câncer seja eterno, enquanto Marcia Meirelles não obteve o mesmo sucesso. Conheci pessoas por quem agora tenho imensa estima por serem pessoas que a amavam, entre família e amigos. Passei a estudar a doutrina espírita e acredito que Marcia Meirelles está entre nós. Sinto sua presença em alguns momentos.

Ao mesmo tempo em que este texto foi fácil de escrever, foi muito difícil não parar para chorar por diversas vezes.

Desculpe-me, Alcio, se ficou muito extenso. Faça os cortes necessários.

Marcia Costa, 20/12/2011

Capítulo XVIII

Pós-escrito

Diários de viagem: ainda lidando com a dor do luto

Hveragerði, 29 de dezembro de 2011

Nevava ao chegar à Islândia como não acontecia desde 1921. Olhei o retrato da Marcia e bateu a saudade. Saudade que já me acompanhava desde a escala em Frankfurt, com Rainer e Patrícia, bebendo e relembrando bons momentos, rindo e brincando; me emocionando ao chegar, lá e cá, pensando que ela estaria comigo e que estaríamos felizes, descobrindo coisas novas juntos, como sempre fazíamos; ao abraçar Carol e Kristján, além do momento de entregar as roupas para a Carol.

Às vezes acho que ela sumiu para sempre, já que não a vejo nem escuto sua voz, não a toco nem recebo seu carinho. Às vezes acho que se transformou em algo da ordem do mistério, do incognoscível para mim.

Seja como for, ela seguiu seu caminho, acabou esta história e outra fase começou. Às vezes tenho que fazer força para não pensar muito nela, porque ainda me entristece muito lembrar.

Hveragerði, 1º de janeiro de 2012

Pude encarar alguns medos. Talvez o maior deles, a solidão. Acho que no amor com a Marcia entrou a sensação de que ela podia me proteger da solidão, que com ela estava seguro. Claro que havia o medo do abandono, mas era tão irreal essa possibilidade...

Havia a mulher que eu amava, minha amante querida, a pessoa maravilhosa que ela era, receptiva e aberta para a vida. Havia também aquela que me permitiu reviver uma ilusão de proteção infantil. Nela revivi a relação com a Mãe, a Grande Mãe que acolhe, protege, segura, dá o Nascimento e a Morte.

Perdê-la me permitiu reviver ou talvez, melhor, viver em plena consciência o desamparo, vivendo o desamparo infantil enquanto adulto. Agora posso ver, em meio à correnteza da tristeza e da falta que é a manifestação do luto, todos os afluentes que formam essa correnteza. Não sei se todos, mas pelo menos muitos.

Muitas faltas. Desde a primeira até a mais recente, a mais importante, pela proximidade, intimidade, intensidade afetiva, abertura do meu coração, vulnerabilidade enfim. Levei 55 anos para olhar para isso plenamente e de frente, e só depois desta grande porrada.

O medo da solidão provoca a maioria dos nossos problemas afetivos, é algo que conhecemos quando bebês. Nossos pais ou cuidadores não fazem por onde nos ajudar a aprender a lidar com ele. Em geral, nos oferecem o que acham seu dom mais precioso, uma proteção que não podem realmente dar, mas que gostariam de ter tido, ou então nos lançam pequenos demais no abandono precoce. Poucos conseguem a justa medida, que para mim poderia ser algo que transmitisse mais ou menos o seguinte:

"Filho(a), também tenho medo. Cada vez que olho nos olhos da Solidão, vejo Morte e Dor, mas isso na verdade vem de um erro. Olhar a Solidão é se olhar, se ver indivíduo só diante da vastidão do Universo. Somos sós, mas por isso mesmo podemos nos firmar em nossas pernas, braços e corações, e fazer redes, e dar as mãos, e enfrentar nossos medos. Solidão é ser capaz de viver. E enquanto pai (mãe) estarei do teu lado para te ajudar a aprender a lidar com isso, enquanto a Morte não cobrar o que é seu de direito."

Conforme a idade deve ser possível dizer isso de várias maneiras, segurando, soltando, falando ou silenciando.

Aqui estou, junto da minha solidão.

Hveragerði, 3 de janeiro de 2012

Quando entrei na idade adulta, a existência de minhas filhas me deu força para trabalhar e me adaptar a um mundo que eu temia e desprezava. Talvez agora a mesma existência, só que de três mulheres adultas e cada vez mais independentes, possa me facilitar retomar a consciência do Eu solitário e o Caminho que deixei lá atrás.

A noção de que não conto com ninguém mais para resolver minhas questões, a não ser comigo mesmo, me esmagou há alguns minutos atrás.

Agora penso que essa é a grande iniciação. Eu comecei na adolescência, busquei o espiritualismo, depois o misticismo, fui cursar medicina, vi os mortos, mas não vi a morte. Temi a solidão, entrevista na loucura dos hospícios, nos que tombaram na luta insensata para afastar o inevitável. Fui buscar na psicanálise a sabedoria e a segurança, encontrei de novo a solidão. Casei, tive filhas, separei, busquei mulheres, amores, vivi as alegrias de ser pai e ver as filhas crescerem, tive os encontros e desencontros do homem que sou, as brincadeiras do sexo...

No Japão, reencontrei o terror da solidão e o zen. Comecei a conviver comigo no zazen; monge, enfrentei novos caminhos; médico, pude enfim conhecer a morte; homem, pude conhecer o amor através de uma amada que me amou, Marcia querida.

Na Islândia, venho ao encontro do si mesmo, aqui onde não há distração no cuidado do outro. Porque no serviço, esqueço de enfrentar meu demônio, mas sem ele, e sem o encontro e a aceitação da sombra, não há serviço possível nem força para cumprir o que prometi a mim mesmo, a Marcia e a todos os bodisatvas. Esta é a hora do enfrentamento. Revisar o Livro da Marcia, do seu viver e morrer, dói mas inspira.

Caminho na floresta como o elefante colmilhudo.

https://www.facebook.com/GryphusEditora/

twitter.com/gryphuseditora

www.bloggryphus.blogspot.com

www.gryphus.com.br

Este livro foi diagramado utilizando as fontes Minion Pro e Adobe Garamond Pro e impresso pela Gráfica Vozes, em papel off-set 90 g/m² e a capa em papel cartão supremo 250 g/m².